Wilma E. Wolf

POWER DURCH HALTUNG

Sieben **GENIALE ENERGIESCHLÜSSEL** für mentale Stärke

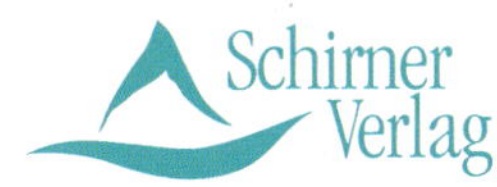

Die Ratschläge in diesem Buch sind sorgfältig erwogen und geprüft. Sie bieten jedoch keinen Ersatz für kompetenten medizinischen Rat, sondern dienen der Begleitung und der Anregung der Selbstheilungskräfte. Alle Angaben in diesem Buch erfolgen daher ohne Gewährleistung oder Garantie seitens der Autorin oder des Verlages. Eine Haftung der Autorin bzw. des Verlages und seiner Beauftragten für Personen-, Sach- und Vermögensschäden ist ausgeschlossen.

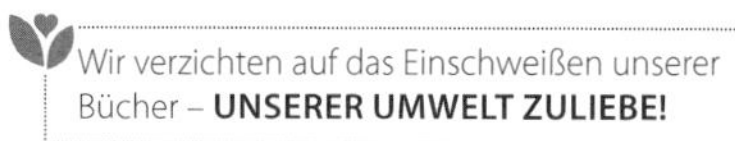

ISBN 978-3-8434-1417-3

Wilma E. Wolf:
Power durch Haltung
Sieben geniale Energieschlüssel
für mentale Stärke

Umschlag: Simone Fleck & Hülya Sözer, Schirner, unter Verwendung von #562061794 (© crazystocker) und #144072169 (© Peter Hermes Furian), www.shutterstock.com, sowie Übungsbildern von © Gregor Soller
Layout: Simone Fleck & Hülya Sözer, Schirner
Lektorat: Sandra Woite, Schirner
Printed by: Ren Medien GmbH, Germany

www.schirner.com

1. Auflage April 2020

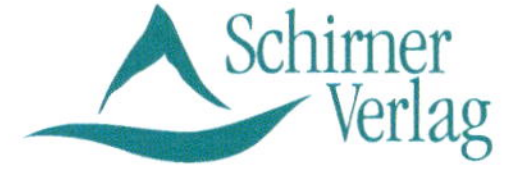
Schirner
Verlag

Inhalt

Von der hohen Kunst, sich selbst und DIE EIGENEN MÖGLICHKEITEN ZU ENTDECKEN

Liebe Leserin, lieber Leser,
hatten Sie auch schon einmal das Gefühl, dass in Ihrem Leben etwas fehlt? Haben Sie sich gefragt, ob es noch Türen gibt, die darauf warten, geöffnet zu werden? Oder ob irgendwo noch Schätze versteckt liegen, die gehoben werden wollen? Wenn Sie diese Fragen mit Ja beantworten – oder die Worte ein Echo in Ihnen auslösen –, sollten Sie unbedingt weiterlesen. Denn es geht hier um das Leben – um Ihr Leben. Verlassen Sie sich nicht auf eine vage Zukunft, in der vielleicht alles besser werden wird. Die Gegenwart ist der Moment, auf den es ankommt! Denn unsere Zukunft baut auf der Gegenwart auf. Der Alltag ist unser ständiger Begleiter. Was unterstützt uns bei den Herausforderungen des Alltags an jedem Tag der Woche? Was gibt uns Energie, Elan und Freude?

Die Erkenntnisse in diesem Buch sind nicht neu. Im Gegenteil: Sie sind sehr alt. Allerdings wurden sie von Generation zu Generation weitergegeben und sind heute wie damals gültig. Was unterstützt die Gesundheit, ein zufriedenes, glückliches Leben und die Entfaltung der eigenen Persönlichkeit? In verschiedenen Traditionen wird das ähnlich beantwortet. Man findet in den unterschiedlichen Kulturen, sobald man ihre Weisheiten von Riten und Religion befreit, stets dieselben essenziellen Grundbausteine: Körper, Geist und Seele gehören zusammen. Um dem Leben angemessen zu begegnen und sein Glück zu finden, ist es wichtig, die eigenen inneren Kräfte zu wecken. In diesem Buch erfahren Sie, wie Sie die seit jeher gültigen Techniken effektiv, einfach und praktisch in Ihrem Alltag anwenden können. Dabei spielen Körperhaltungen eine wichtige Rolle. Die hier vorgestellten Haltungen sind sieben klassischen Traditionen entnommen. Ihre Wirkungsweise wird auf der Basis von medizinisch-naturkundlichem Wissen mit Fallbeispielen aus einer vielfältigen Praxis dargestellt. In unserer heutigen multikulturellen Zeit können verschiedene Traditionen zusammenfließen und ein neues Potenzial öffnen. Die Aspekte »Körperhaltung« und »Lebenshaltung« sind verwandt, und so werden in diesem Buch auch tiefe, praktische Einblicke in das Leben gegeben.

Haltungen beeinflussen Körper und Seele. Hier ist ein Beispiel: In Indien legt man die Hände vor der Brust aneinander, neigt dabei den Kopf und grüßt sich mit dem Wort »Namaste«, das heißt so viel wie: »Ich grüße das Göttliche in dir.« In China wird dieselbe Bewegung als großer Energiekreislauf bezeichnet, da hierbei alle Meridiane, also die Energiebahnen, zusammenfließen. Sie wird zur Stärkung und für die Gesundheit angewendet. Es ist doch interessant, dass dieselbe Haltung in der indischen Kultur zum täglichen Gruß und in der chinesischen Kultur zur Heilung eingesetzt wird. Der Gruß hat sich als heilende Haltung tief im Alltagsleben der Inder verankert. Bei uns in der christlichen Kultur verwenden wir dieselbe Bewegung: Hier ist es eine Gebetshaltung.

Stellen Sie sich vor, Sie nehmen eine Haltung ein, in der Sie augenblicklich Kraft und Energie bekommen. Oder Sie können ohne Anstrengung auf eine bestimmte Weise sitzen, und nach kurzer Zeit entspannt sich Ihr System, und das Gedankenkarussell kommt zur Ruhe. Wie wäre es, auch im hektischen Alltag durch eine einfache Geste Ihrem Herzen nahe zu sein und natürliches Selbstvertrauen zu spüren? Was bedeutet es, durch eine einfache Meditation Ihr spirituelles Potenzial zu erschließen?

Die energetischen Körperhaltungen sind archetypisch, das heißt, sie sind in jedem Menschen natürlich abrufbar. Von alters her haben sie in einigen Kulturen eine besondere Rolle gespielt. Das ist vermutlich auf ihren heilenden und energiefördernden Einfluss zurückzuführen. In diesem Buch lernen Sie, wie Sie das Vertrauen in Ihren Körper, Ihren Geist und Ihre inneren Kräfte stärken können. Die Körperhaltungen – ich nenne sie Energieschlüssel – unterstützen Sie dabei. Sie können von Jung und Alt, Gesunden und Kranken im Alltag angewendet werden und bringen auf verblüffend einfache Weise Körper, Herz und Geist in Einklang, schenken Zuversicht und lassen die Selbstheilungskräfte fließen.

Ihre Wilma E. Wolf
München, im April 2020

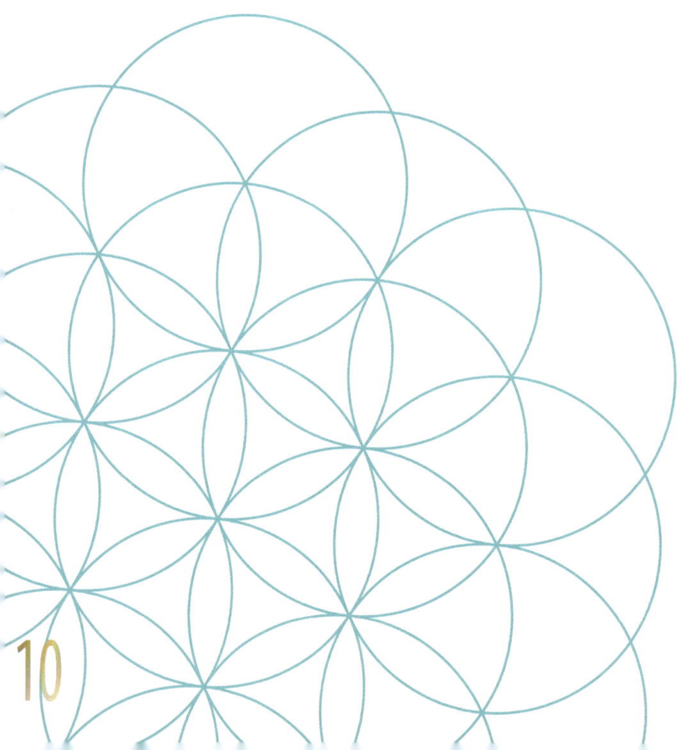

Die sieben praktischen ENERGIESCHLÜSSEL

»Die wahrhafte Tradition in den großen Dingen liegt nicht darin,
das nachzumachen, was andere gemacht haben,
sondern den Geist wiederzufinden,
der diese großen Dinge hervorgebracht hat
und zu einer anderen Zeit ganz andere daraus erschaffen würde.«
Paul Valéry

Es fing mit einem persönlichen Erlebnis an: Damals, es ist Jahre her, fühlte ich mich gerade ziemlich resigniert und antriebslos. Selbstvorwürfe machten die Lage nicht gerade leichter. Ich suchte nach einer Lösung. Mir kam die Idee, eine Geste mit geöffneten Händen zu machen, wie ich es während eines Seminars gelernt hatte. Sie stammt aus der Sufi-Tradition – einer mystischen Richtung des Islam, in der diese Geste eine Gebetshaltung ist. Also öffnete ich die Hände und breitete spontan meine Arme aus. Und dann hatte ich ein absolut verblüffendes Erlebnis: Mein System entspannte sich augenblicklich. Die wolkenschweren Gedanken waren weg, alles erschien wieder hell und leicht. Mir kam damals spontan der Vergleich mit einem Flugzeug in den Sinn: Der Himmel ist schwer bewölkt, dann bricht es durch die Wolkendecke hindurch, und plötzlich ist da ein strahlender Himmel. Es ging in meinem Fall offenbar nicht um ein bestimmtes persönliches Thema, sondern es handelte sich um ein Energieproblem. Ich hatte mich soeben wieder mit meiner Lebensenergie verbunden.

Damals entstand in mir der Gedanke, dass man diese interessante Entdeckung auch anderen Menschen zugänglich machen sollte. Nach und nach kamen das Wissen und die praktische Erfahrung von weiteren Energiehaltungen, die in verschiedenen Kulturen lebendig sind, hinzu. Ich entdeckte diese Haltungen mehr und mehr als ein wertvolles, praktisches Instrument zur Selbsterfahrung und Selbstheilung. Darum habe ich sie in diesem Buch als Energieschlüssel zusammengefasst. Ich wünsche Ihnen viel Freude mit den Powerhaltungen!

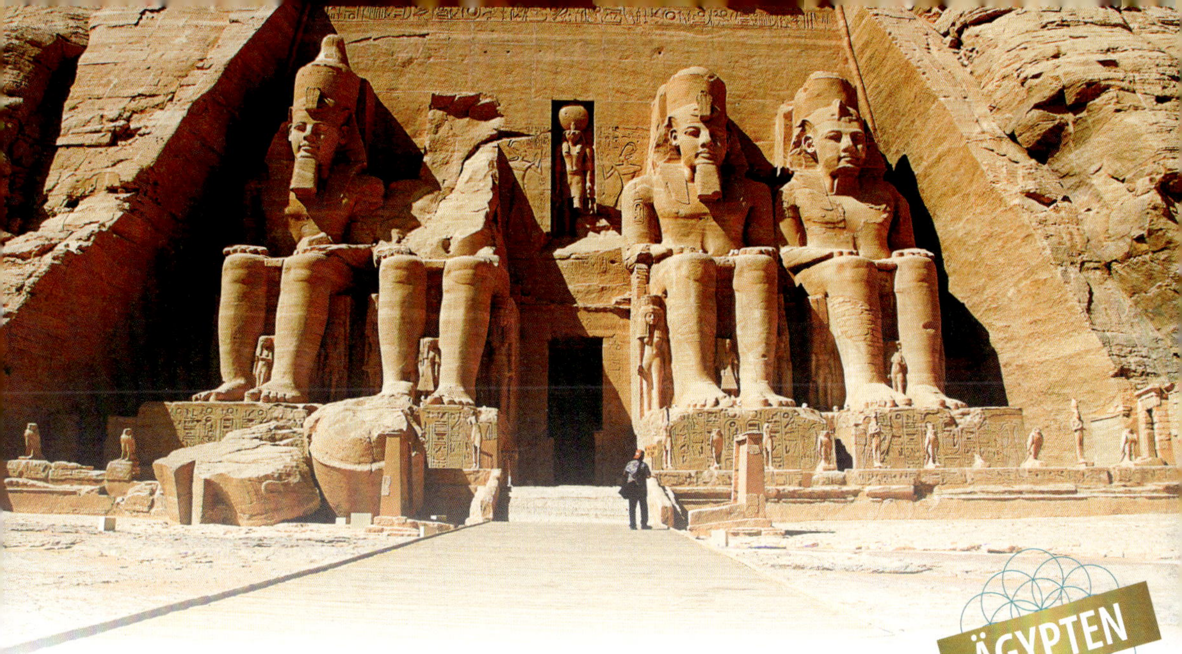

ÄGYPTEN

Power und Gelassenheit entwickeln wie die Pharaonen

»Die wirksamste Medizin ist die natürliche Heilkraft, die im Inneren eines jeden von uns liegt.«
Hippokrates von Kos

Kraft, Gelassenheit und Souveränität – das verkörpern die Pharaonen in ihren aus Stein gemeißelten Statuen. Da sitzen sie, und wir haben fast den Eindruck, sie stehen weit über den Banalitäten des täglichen Lebens. Wir bewundern ihre Kultur, die viele nachfolgende stark beeinflusste: Die Ägypter hatten Kenntnisse von den kosmischen Gesetzen, die sie befähigten, die Pyramiden und viele andere großartige Bauwerke hervorzubringen. Aber sie waren gleichzeitig Menschen wie wir. Und auch sie hatten einen Alltag, Familie und viele Aufgaben zu bewältigen. Die Haltung, in der wir die Pharaonen dargestellt sehen, ist eine Power-Haltung – auch die griechischen Götter und Denker werden manchmal so abgebildet. Diese Sitzhaltung ermöglicht dem Körper Stabilität und Kraft und erlaubt gleichzeitig, sich zu entspannen und loszulassen. Sie basiert auf einer tiefen Kenntnis der Zusammenhänge von Körper, Geist und Energiefluss.

ÜBUNG

Haltung der Pharaonen

Das Schöne an dieser Energiehaltung ist, dass wir sie überall und ganz natürlich einnehmen können. Die Haltung ist archetypisch – sie ist gewissermaßen in unserem Bauplan enthalten. Daher ist sie einfach und mühelos durchführbar. Viele von uns kennen Verspannungen im Rücken und im Nacken. Hier wird eine Menge Energie blockiert, die uns woanders fehlt. Aber auch der Bauch, das Herz und der Kopf sind Bereiche, die anfällig sind für Stress und Überlastung. Genau an diesen Stellen setzt die Übung an. Sie richtet die Wirbelsäule auf, ohne dass man angestrengt gerade sitzen muss. Sie öffnet den Brustraum und entspannt Bauch und Gesäß.

DURCHFÜHRUNG

Setzen Sie sich auf einen in der Höhe passenden, bequemen Stuhl. Ihre Füße stehen flach auf dem Boden, Ihre Knie sind etwa hüftbreit voneinander entfernt, und Ihr Bauch ist entspannt. Ober- und Unterschenkel bilden einen rechten Winkel, und die Füße zeigen gerade nach vorn. Ihre Handflächen ruhen nach vorn gerichtet auf den Oberschenkeln. Diese Haltung ist nicht anstrengend. Der Oberkörper wird entlastet, weil er eine Stütze durch die ruhenden Handflächen hat. Sie können die Augen während der Übung offen lassen. Wenn es Ihnen angenehmer ist, können Sie sie auch schließen. Wie fühlt es sich an? Sitzen Sie entspannt? Ist Ihr Gesäß locker? Lassen Sie Ihren Körper die erforderlichen Korrekturen vornehmen, denn er weiß am besten, was er noch benötigt. Dann können Sie gar nichts falsch machen. So einfach ist das!

Bleiben Sie einfach sitzen, und genießen Sie die Haltung, solange Sie möchten, mindestens aber drei, besser noch fünf Minuten. Vielleicht erinnern Sie sich an ein Bild von Pharaonen in dieser Sitzhaltung. Vermutlich werden Sie irgendwann merken, dass Sie an nichts mehr denken und einfach nur sind. Die Haltung löst nämlich die Kopflastigkeit und leitet Sie zurück zur eigenen Mitte. Sie führt vom Machen ins Sein. Die Übung ist großartig, wenn Sie einen stressigen Arbeitstag hatten, traurig oder deprimiert sind.

Das ist das Geheimnis der Pharaonen, denn sie strahlten mit dieser Haltung stets große Kraft und Gelassenheit aus. Ich habe selbst die verblüffende Wirkung in Zeiten von besonderem Stress gespürt. Auch meinen Klienten konnte ich damit eine praktische Orientierungshilfe geben, wenn während der Beratung nur wenig Zeit zur Verfügung stand. Achten Sie einmal darauf, ob Sie Menschen in dieser Haltung sitzen sehen. Sie wirken meist gut geerdet, lebendig und vollkommen in ihrer Mitte.

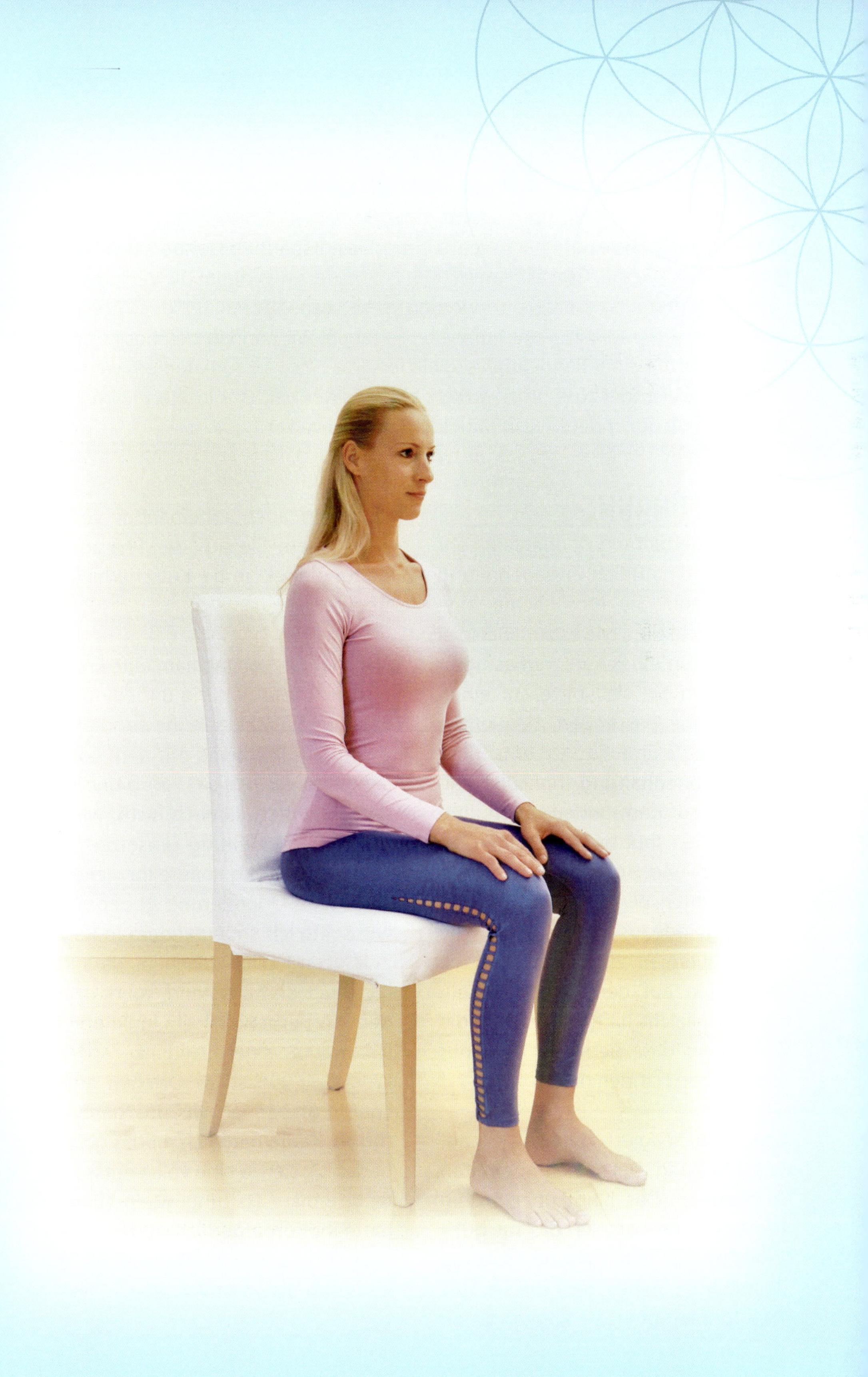

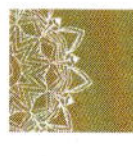

VARIATION

Kutscherhaltung

Dies ist eine Variante der Pharaonenhaltung. Sie entspannt besonders den Bauchraum und das Gesäß. Gibt es nämlich hier Blockaden, was durch die Verspannung von Muskeln häufig passiert, so werden diese vom unteren Teil der Wirbelsäule zum Nacken und zum Kopf hin weitergegeben. Wir können den Kopf und die Wirbelsäule mit einer Pendeluhr vergleichen: Das Uhrwerk funktioniert, wenn die Uhr und das Pendel zusammenwirken. Ist eines der beiden blockiert, wird automatisch auch der andere Teil in Mitleidenschaft gezogen.

DURCHFÜHRUNG

Die Kutscherhaltung ist ebenfalls sehr einfach und natürlich, angenehm und entspannend. Sie ermöglichte eine schnelle Reaktion, wie es zum Beispiel beim Lenken eines Fuhrwerkes nötig war. Setzen Sie sich bitte auf einen in der Höhe passenden, bequemen Stuhl, die Grundhaltung entspricht der Pharaonenhaltung. Ihre Füße sollten flach auf dem Boden ruhen. Ihre Knie stehen hüftbreit auseinander. Ihre Ober- und Unterschenkel bilden einen rechten Winkel, und Ihre Füße zeigen geradeaus. Nun beugen Sie sich bequem nach vorn, sodass die Ellenbogen auf den Oberschenkeln ruhen. Vielleicht hilft Ihnen dabei die Vorstellung, dass Sie rechts und links Zügel in den Händen halten.

Manchmal reagiert der Körper auf diese Haltung mit einem befreiten Durchatmen. Das heißt übersetzt in Körpersprache: »Danke, das tut gut.« Genießen Sie die Haltung, solange Sie möchten, mindestens drei, besser noch fünf Minuten. Sie können beide Übungen auch miteinander verbinden, indem Sie aus der Pharaonenhaltung direkt in die Kutscherhaltung übergehen.

Nach einem Vortrag kam eine Frau zu mir, die diese Haltung unbedingt lernen wollte. Man sah ihr an, dass sie ernsthafte Probleme mit dem Loslassen hatte: Sie saß sehr artig und steif da und wusste einfach nicht, wie sie die Übungsanleitung umsetzen sollte. Diese Haltung konnte ihr vielleicht eine neue Orientierung geben. Aber wie sollte ich so jemandem in kurzer Zeit verständlich machen, dass das nicht mit dem Verstand, sondern mit dem Körperbewusstsein funktioniert? Ich wagte einen Gedankensprung: Wenn wir ein stilles Örtchen aufsuchen, entspannen wir uns ganz natürlich. Kaum hatte ich ihr das gesagt, begab sie sich in eine völlig entspannte, stimmige Haltung. Mein Hinweis hatte ihr Körpergedächtnis angesprochen. Und unser Körper weiß oft vieles besser als unser Verstand.

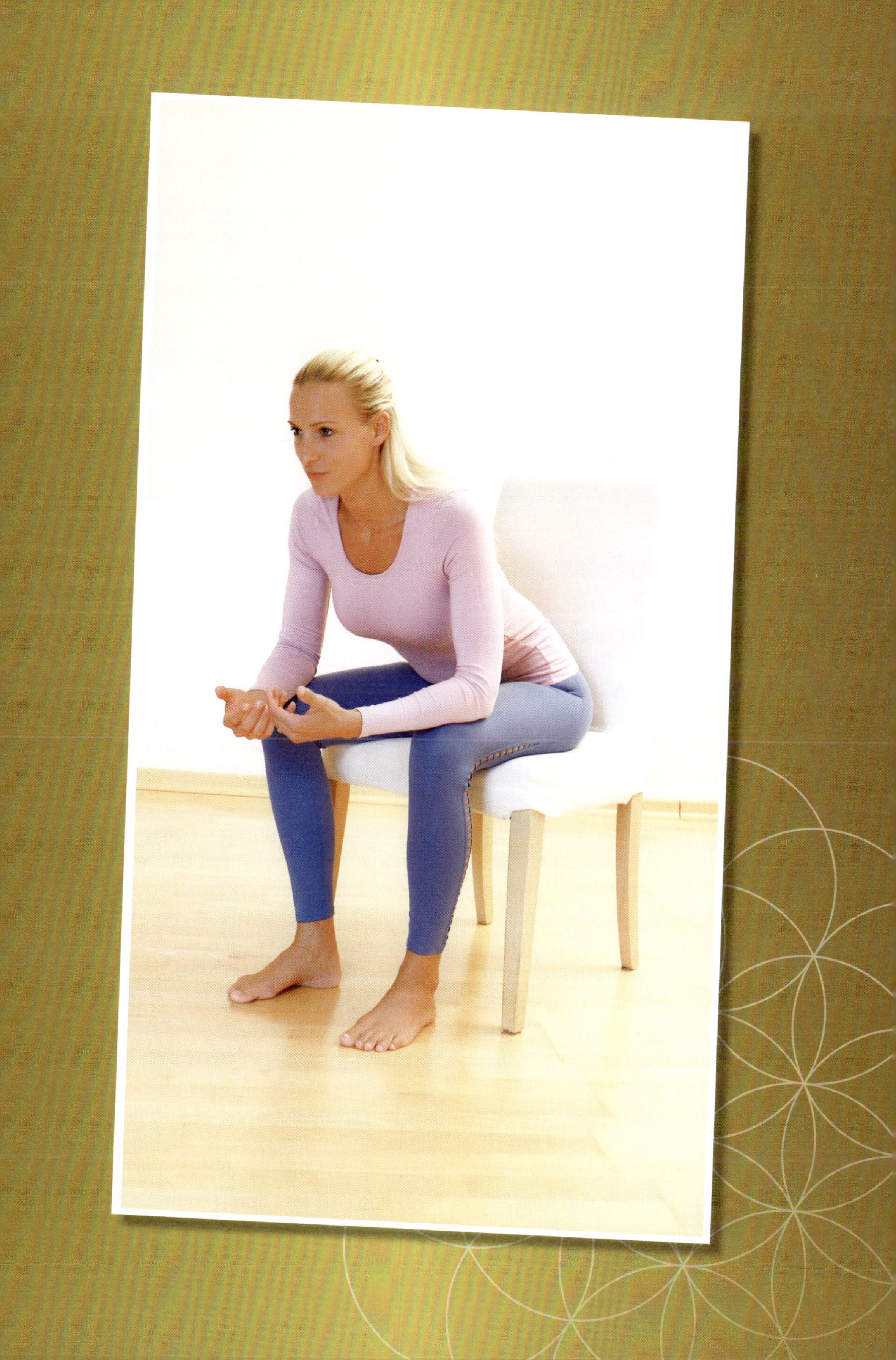

Nutzen und Heilwirkung

DIE HALTUNGEN …

… bringen Ihren Energiekreislauf ins Gleichgewicht,
… lösen Anspannungen in Kopf und Körper,
… regen Ihre Selbstheilungskräfte an,
… sind gut für den Stoffwechsel, die Nerven und einen erholsamen Schlaf,
… lindern Rückenschmerzen und
… wirken sich positiv auf Ihre Psyche aus.

Unser Körper und unsere Seele sind gesund, wenn unsere Lebensenergie frei und ungehindert fließen kann, lautet eine einfache Regel. Bauch, Herz und Kopf wirken dabei in Einklang. Gerade in diesen Bereichen und in der Wirbelsäule entsteht jedoch häufig eine ganze Menge Stress. Das ist gestaute Energie, die dann an anderer Stelle fehlt. Dieses Problem ist nicht neu, allerdings wird es durch unsere moderne, hektische Lebensweise erheblich verstärkt.

Es gibt verschiedene Methoden, um diesem Stress entgegenzuwirken: Über die Stimulation mit Nadeln ist man zum Beispiel in der Akupunktur bemüht, blockierte Energie zum Fließen anzuregen. Auch Massagen, Körpertherapie und eventuell sogar Psychotherapie sind Wege, Gestautes wieder in den Fluss zu bringen. Mit energetischen Körperhaltungen, von denen Sie in diesem Buch noch weitere kennenlernen werden, haben Sie selbst die Möglichkeit, aktiv Einfluss auf Ihr Befinden zu nehmen. Aber denken Sie bitte nicht, nur weil die Übungen einfach sind, könnten sie nicht viel bewirken. Ganz im Gegenteil – die Haltungen haben eine sich selbst regulierende Wirkung.

Um die Sprache unseres Körpers zu verstehen, wollen wir uns einige Reaktionen unseres Körpers auf energetische Haltungen genauer ansehen. denn unsere innere und unsere äußere Haltung stehen in einem interessanten Zusammenhang.
Die Wirbelsäule stellt die Achse unseres Körpers dar. Hier spielt sich eine ganze Menge ab. Nehmen wir als Beispiel einen Menschen, den wir aufrecht, aufrichtig oder geradlinig nennen – jemand, der charakterlich in Ordnung ist. Diese Bezeichnungen leiten sich tatsächlich von einer aufrechten, geraden Wirbelsäule ab. Auch

die umgekehrte Version kommt aus dem Vergleich mit der Wirbelsäule: Jemand verbiegt sich (Disposition für Skoliose), ist geknickt (gebeugte, eher pessimistische Haltung) oder buckelt (hinten entsteht ein Rundrücken, vorn kommt es zu einer Schutzhaltung).

Werfen wir einen Blick auf die Halswirbelsäule und den Nacken, bekanntlich ein besonders sensibler und anfälliger Bereich. Ist jemand halsstarrig oder starrköpfig, so verbinden wir damit eine unflexible Haltung dem Leben oder einer bestimmten Situation gegenüber. Da zu diesem Bereich auch der Kiefer gehört, muss man bei so einer Haltung oft die Zähne zusammenbeißen (Disposition für Kieferprobleme und nächtliches Zähneknirschen). Man hält seine Gefühle fest, zum Beispiel durch fixe Vorstellungen, und bleibt lieber hart und rigide. Vielleicht scheint es auch einfach nicht angebracht, Gefühle zu zeigen. All diese Erscheinungen haben eines gemeinsam: Sie bewirken, dass in diesen Bereichen die Energie, der schöpferische Lebensstrom, nicht mehr richtig fließen kann. Und diese Energie fehlt somit an anderen Stellen, wo sie eigentlich gebraucht wird.
Der untere Bereich der Wirbelsäule steht für eine elementare Form von Spannung und Entspannung. Hier befinden sich kleine Muskeln, die sich bei Angst oder Furcht zusammenziehen (wir kneifen oder sind verklemmt). Das Gegenteil dazu wäre: Die Muskeln erschlaffen und geraten außer Kontrolle (man hat einfach Schiss).

Die Haltung der Pharaonen richtet Ihre Wirbelsäule auf, ohne dass Sie angestrengt gerade sitzen müssen. Die ruhenden Hände mit den Handflächen auf den Oberschenkeln bilden eine natürliche Stütze. Die Haltung öffnet den Nacken- und Halsbereich sowie den Herz- und Brustraum. Die Variante der Kutscherhaltung entspannt noch einmal besonders den Bauch- und Gesäßraum. Da auf diese Weise die Selbstheilungskräfte angeregt werden, kann sich dies auch positiv auf die Körperfunktionen auswirken: Das Nervensystem entspannt sich, was einen erholsamen Schlaf fördert. Stoffwechsel und Verdauung werden angeregt und tragen zur besseren Ausleitung bei. Die Haltungen entkrampfen, stabilisieren den unteren Rücken und wirken dadurch Rückenschmerzen entgegen. Anspannungen im Kopf lösen sich, wir kommen ganz von selbst vom Machen ins Sein und sind mit unserer Aufmerksamkeit bei uns, im Hier und Jetzt.
Diese Zusammenhänge zu kennen, ist enorm hilfreich. Es kann dazu beitragen, einfacher, konstruktiver und gesünder für sich selbst zu sorgen. Probieren Sie es aus: in den kleinen Pausen des Alltags, am Arbeitsplatz, in der U-Bahn, wenn Sie einmal traurig sind oder sich am Feierabend regenerieren wollen. Dazu können Sie auch entspannende Musik hören. Die beiden Haltungen sind tolle Übungen gegen Stress, die Sie in Ihre Mitte zurückbringen. Ihre Psyche reagiert darauf automatisch mit Ausgeglichenheit und Optimismus: Ihre äußere Haltung unterstützt Ihre innere Haltung.

Eine Geschichte vom Loslassen

Wir neigen auch mental dazu, an etwas festzuhalten, seien es alte Gewohnheiten, überholte Ansichten oder einfach liebgewonnene Vorstellungen. Das wirkt sich dann oft nicht nur auf uns, sondern auch auf unser Gegenüber aus.

Dazu fällt mir eine Situation ein, die ich vor Jahren mit meinem Mann erlebte. Ich wollte damals unbedingt nach Indien reisen. Drei Wochen, so hatte ich es mir vorgestellt. Ansonsten schien mir der Aufwand für eine so weite Reise zu hoch. Mein Mann war prinzipiell einverstanden, dass ich reise, aber bitte nur für zwei Wochen – drei Wochen schienen ihm viel zu lang. Ich griff das Thema täglich mehrere Male auf und bat ihn, doch den drei Wochen zuzustimmen. Aber es war nichts zu machen. Unsere Gespräche wurden immer einseitiger, mein Mann blieb hartnäckig – und ich auch. Schließlich geschah es: Mein Mann sagte eines Morgens, er habe etwas mit den Ohren. Tatsächlich hörte er mich nicht mehr – er hatte eine Art Pfropf in beiden Ohren. Mir war ziemlich schnell klar, dass ich ihm die Ohren »vollgedröhnt« hatte. Er konnte meine Bitten einfach nicht mehr hören. Es war zu einem körperlichen Problem geworden. Die Körpersprache war ziemlich eindeutig. Das tat mir ehrlich leid. Ich wurde sehr nüchtern, war augenblicklich bereit, von meiner Vorstellung der Indienreise loszulassen, und erklärte ihm, dass ich auf die dritte Woche verzichten wolle, denn so wichtig wäre es mir doch nicht. Das Ende der Geschichte war, dass er daraufhin den drei Wochen zustimmte. Es waren Liebe und das Mitgefühl für den anderen, die die gegenseitig festgefahrene Haltung auflösten.

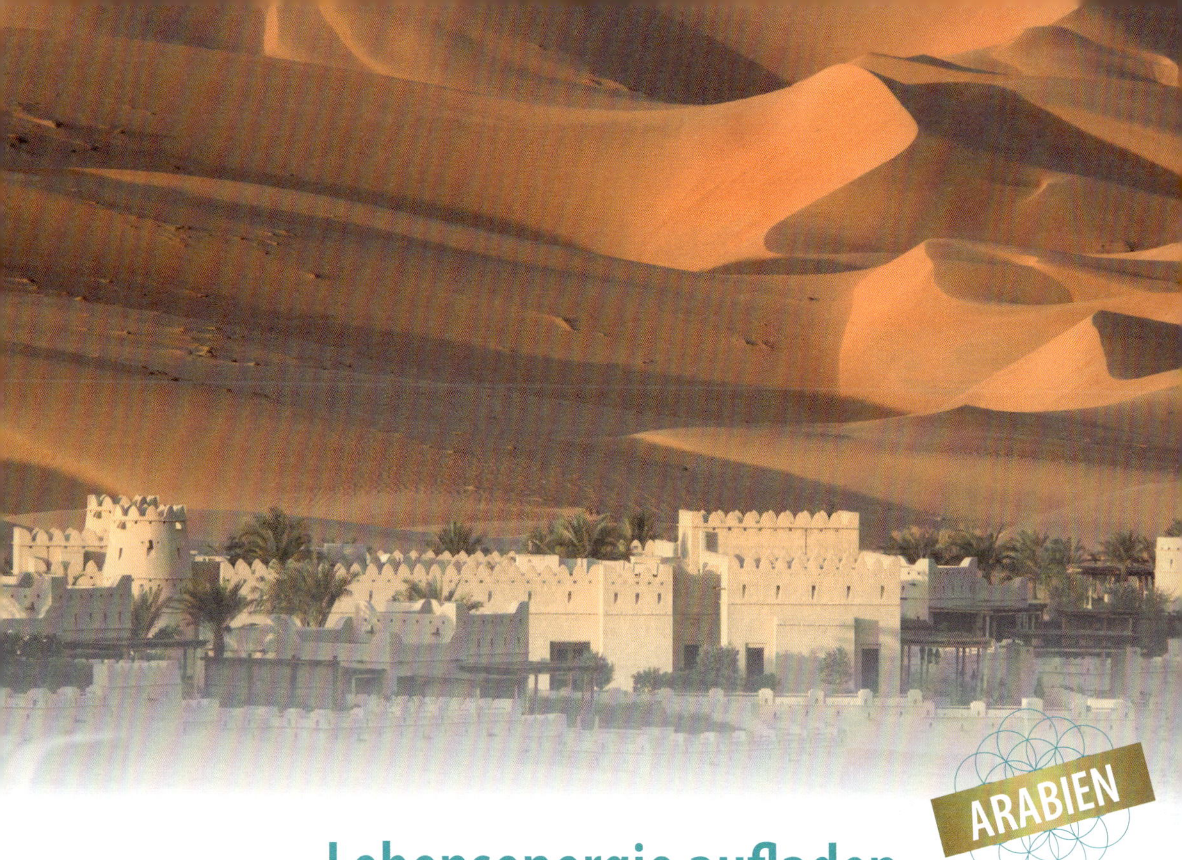

ARABIEN

Lebensenergie aufladen wie im Orient

»Wende dein Gesicht der Sonne zu,
dann fallen die Schatten hinter dich.«
Arabisches Sprichwort

Was meinen die Menschen nur alle mit ihren großen Gesten und Gebärden? Der Pfarrer, der mit ausgebreiteten Händen seinen Segen über die Gemeinde spricht. Heilige, die mit erhobenen Armen dargestellt werden. Muslime, die in dieser Haltung mit geöffneten Händen ihr Gebet sprechen. Warum nehmen sie diese Haltung ein? Sie wirkt pathetisch, vielleicht auch etwas beeindruckend – aber das ist zweitrangig.

Denn diese Gesten bewirken etwas: Sie haben eine spürbare Wirkung auf das Wohlbefinden von Körper und Geist. Lebensenergie fließt überall. Aber in dieser Haltung können wir sie besonders stark empfangen. Nicht nur in den großen Momenten des Lebens, sondern auch im normalen Alltag kann es sehr nützlich sein, sich mit ihr zu regenerieren und Kraft zu schöpfen.

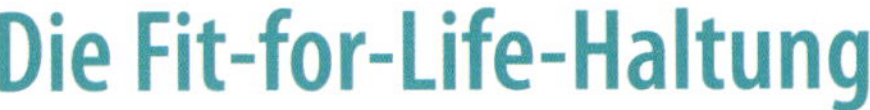

Die Fit-for-Life-Haltung

Lebensenergie, in Indien »Prana«, in China »Chi« genannt, fließt überall. Wir leben und bewegen uns ganz natürlich darin. Wussten Sie, dass unser Körper wie eine Art Antenne funktionieren kann, um diese Energie aufzunehmen?

DURCHFÜHRUNG

Diese Übung ist ebenfalls nicht sehr schwer, sie ist sogar ausgesprochen einfach. Stellen Sie sich entspannt und aufrecht hin. Ihre Füße sind etwa hüftbreit auseinander. Öffnen Sie nun Ihre Hände, und heben Sie dabei Ihre Arme. Machen Sie das ganz natürlich, ohne irgendeine Absicht. Ob Sie dabei die Arme etwas höher oder niedriger halten, bleibt Ihnen überlassen. Die Position sollte Sie nicht anstrengen. Eine Antenne strengt sich auch nicht an, sie ist nur ein Empfänger. Es ist egal, ob Sie die Augen offen oder geschlossen halten. Wichtig ist, dass Sie mit Ihrer Aufmerksamkeit präsent sind. Bleiben Sie in dieser Haltung, solange es Ihnen guttut. Drei Minuten sind aber das Minimum. Sie können die Übung auch im Sitzen oder im Liegen durchführen. Im Alltag, zum Beispiel am Arbeitsplatz, kann man sich auf diese Weise kurz regenerieren.

Probieren Sie es einfach aus! Mit ein bisschen Gespür geht das sogar relativ unauffällig. Denken Sie nur immer daran, Ihre Hände zu öffnen. Wenn Sie sich auch nur ein wenig entspannen, tanken Sie Energie – Lebensenergie.

Die Haltung ist von jedem Menschen natürlich abrufbar. Ein Mensch, der empfangen möchte, öffnet instinktiv seine Hände. Auch das gehört zur Körpersprache. Kleine Kinder machen diese Geste spontan und erfreuen sich daran. Heilige verbinden sich so mit der Lebensenergie – eine Energie, die überall und für jeden Menschen zur Verfügung steht. Versuchen Sie es selbst!

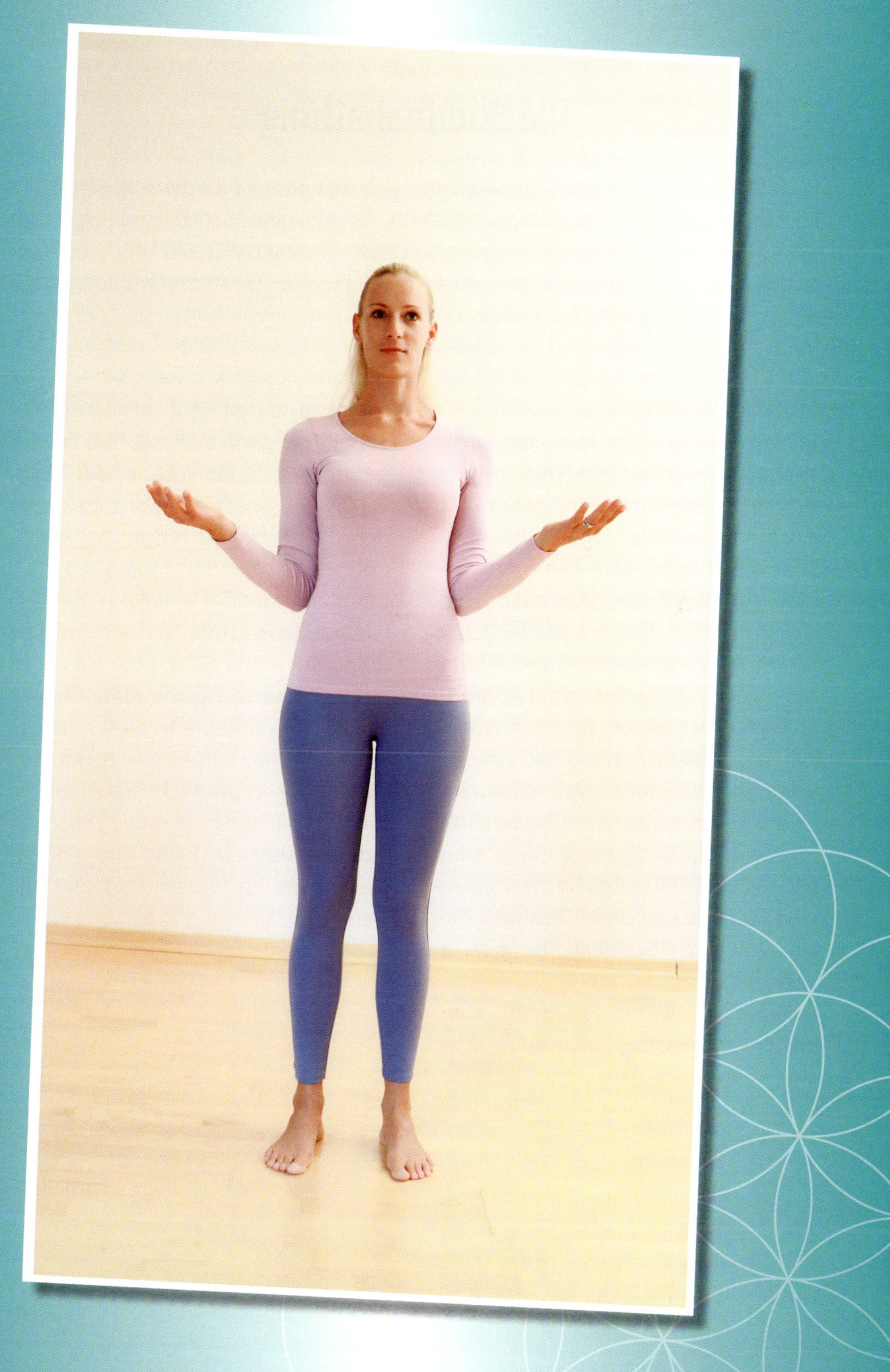

VARIATION

Die Buddhahaltung

Buddha wird meist mit geschlossenen Augen im Lotossitz dargestellt. Er symbolisiert Ruhe, Meditation und Konzentration. Aber es gibt auch Darstellungen des lehrenden Buddhas. Dabei ist eine Hand zum Empfangen nach oben geöffnet und die andere Hand zum Geben nach unten. Diese Geste finden wir auch in anderen Traditionen, zum Beispiel bei den tanzenden Derwischen.

DURCHFÜHRUNG

Diese Haltung erfordert keine Anstrengung, nur ein Hineinspüren in sich selbst. Stehen Sie entspannt und aufrecht. Ihre Füße stehen etwa hüftbreit auseinander. Ihre Beine sind locker und nicht ganz durchgedrückt. Sie können die Übung auch im Sitzen durchführen. Heben Sie Ihren rechten Arm mit geöffneter Hand auf Kopfhöhe nach oben. Senken Sie Ihren linken Arm mit geöffneter Hand nach unten. Seien Sie entspannt, und spüren Sie in die Geste hinein. Verbunden mit Himmel und Erde empfangen und geben Sie wie Buddha. Bleiben Sie einige Momente in dieser Position. Sie können in der Buddhahaltung auch versuchen, ein paar Schritte zu gehen. Vielleicht entdecken Sie, dass Ihnen das bei der Balance hilft. Beim Spazierengehen oder auf dem Heimweg kann man das relativ unauffällig tun. Probieren Sie es einfach aus.

Es gibt noch einen weiteren vertiefenden Aspekt. Stellen Sie sich vor, die Arme sind der ausführende Teil Ihres Herzens. Was das Herz möchte, führen Ihre Arme aus. Das ist ein schöner Gedanke, finden Sie nicht? Betrachten Sie einmal ganz bewusst Ihre beiden geöffneten Hände, schauen Sie sie abwechselnd an. Jetzt hebt sich wie in der »Fit-for-Life-Haltung«, Ihre geöffnete rechte Hand empfangend nach oben. Ihre geöffnete linke Hand lässt wieder gebend nach unten los. Das Empfangen und Geben der Hände ist mit dem Herzen verbunden. Bleiben Sie einige Momente in dieser achtsamen Haltung. Fühlt es sich gut und richtig an? Vermutlich brauchen Sie für diese Haltung schon ein bisschen Übung. Aber sie kann Ihre Körperwahrnehmung fördern und sensibilisieren.

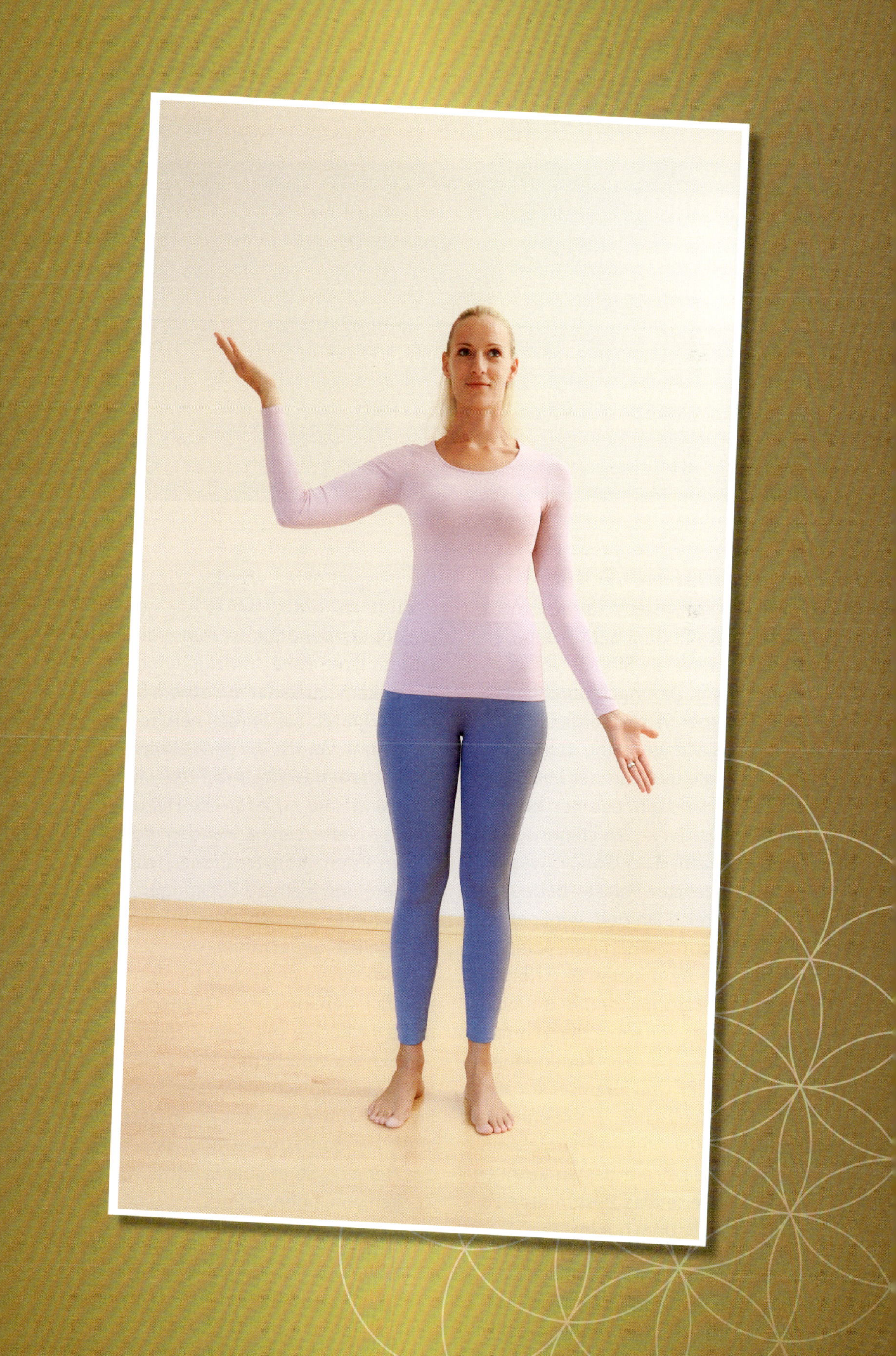

Nutzen und Heilwirkung

DIE HALTUNGEN …

… vertreiben Depression,
… lassen Ihre Energie wachsen,
… fördern eine positive Lebenshaltung,
… unterstützen bei Krankheiten den Heilungsprozess,
… wirken entlastend bei Kopfschmerzen,
… fördern die Traumaheilung und
… verbinden Körper und Seele miteinander.

Fernöstliche Lehren, die auch in unserem Medizinsystem immer mehr Anerkennung finden, betrachten den Menschen stets als Einheit von Körper und Seele. Demnach durchlaufen unseren Körper viele Energiebahnen, auch Meridiane genannt, durch die Lebensenergie fließt. In der Mitte der geöffneten Hand gibt es einen besonderen Einflusspunkt: Im chinesischen nennt man ihn »Lao Gong«, was so viel wie »geehrter Palast« bedeutet. Es ist ein Bereich, an dem wir Energie besonders gut aufnehmen können und der mit dem gesamten Körper verbunden ist. Somit können wir auch die auffallende Wirkung der »Fit-for-Life-Haltung« und der »Buddhahaltung« verstehen und für unser körperliches und seelisches Wohlbefinden nutzen. Den Zuwachs an Energie weiß der Körper selbst am besten zu nutzen. Der Wille, etwas Bestimmtes zu bewirken, steht dem nur im Weg.

Ein Beispiel dafür, wie der Körper die Energie da nutzt, wo er sie gerade besonders benötigt, ist folgendes Erlebnis: Eine etwa fünfzigjährige Klientin kam zu einer Kurztherapie in meine Praxis. Sie wirkte nervös und verspannt. Da ich ihr gern etwas Gutes mitgeben wollte, machten wir gemeinsam die »Fit-for-Life-Haltung«. Mit den erhobenen Händen durchliefen ihren Körper immer wieder größere und kleinere Zuckungen. Am Ende fühlte sie sich aber erleichtert und gelöst. Sie erzählte, dass sie vor Kurzem einen ziemlich schweren Autounfall gehabt habe. Offensichtlich hatte ihr Körper mit dem Zucken diesen Schock verarbeitet. Man weiß aus der Traumaforschung, dass Schocks im autonomen Nervensystem gespeichert werden können und dass sich das Nervensystem über Schütteln und Zucken von ihnen befreit.

Bei Depression und einer negativen Lebenshaltung spielen häufig auch Emotionen eine große Rolle. Unterdrückte Gefühle und Bedürfnisse können sich dabei als Stagnation im Körper äußern. Daher kommen bei der »Fit-for-Life-Haltung« manchmal auch Gefühle in Form von Emotionen hoch. Lassen Sie das einfach zu. Sie entlasten sich auf diese Weise. Das ist gut so, denn danach werden Sie sich wieder befreit und erleichtert fühlen. Den Heilungsprozess können Sie durch die »Fit-for-Life-Haltung« spürbar unterstützen, auch wenn Sie bettlägerig sein sollten, denn die Haltung erfordert kaum Anstrengung. Man kann die erhobenen Hände auch mit Kissen unter den Ellbogen abstützen. Körper und Seele erhalten Kraft und Energie.

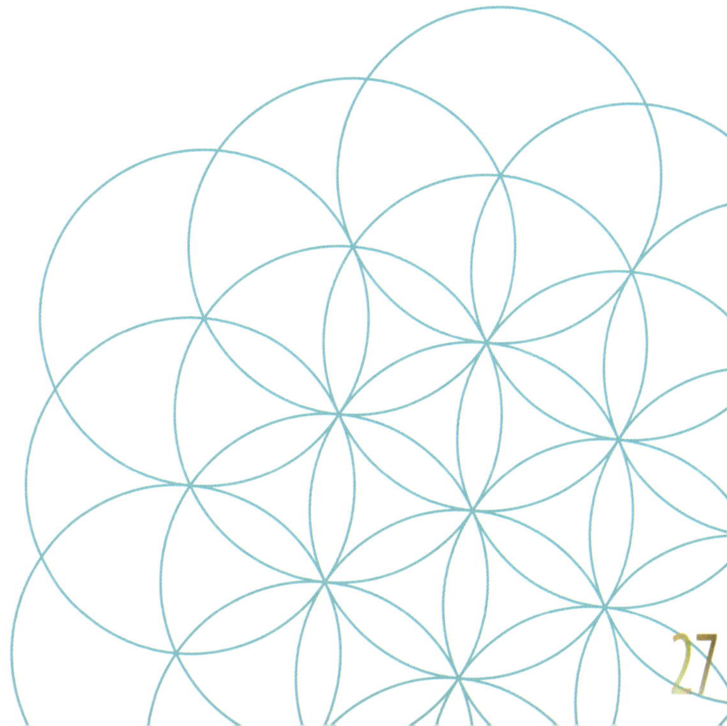

Eine Geschichte von Halt in schwierigen Zeiten

Es war der Schock meines Lebens, als ich erfuhr, dass mein spiritueller Meister von uns gegangen war. Es war unfassbar und kam absolut unerwartet. Zehn Jahre lang hatte ich seine Gegenwart erleben dürfen. Ich war auf dem Weg nach Delhi, denn ich wollte an den Trauerzeremonien teilnehmen. Gerade hatte ich einen mehrfachen Bänderriss und eine massive Infektion mit hohem Fieber hinter mich gebracht. Die Reise war auch aus diesem Grund nicht ganz einfach, zumal der Frühsommer in Indien die heißeste Jahreszeit ist. Ich überstand die verschiedenen Trauerzeremonien einigermaßen gut, die schmerzvolle Verabschiedung, die Verbrennung und das anschließende Sammeln der Asche. Dann sollte es von Delhi in den Norden nach Haridwar am Ganges gehen, denn es ist in Indien üblich, die Asche eines Heiligen in einen Fluss zu streuen.

Wir reisten im Bus in einer Gruppe von etwa dreißig Leuten im engeren Kreis. In Haridwar war es noch heißer als in Delhi. Die dort ansässigen Mönche hielten in ihrem Kloster eine Rede zu Ehren des verstorbenen Meisters. Sein Sohn trug die Asche in einem roten Beutel aus Samt auf seinem Haupt. Unsere Herzen waren unglaublich schwer. Dann hieß es, dass wir in Begleitung einer Kapelle gemeinsam mit dem blumengeschmückten Wagen, der die Asche transportierte, den langen Weg zum Flussufer hinuntergehen würden. Dort sollten die Asche und die Blumen in den Ganges gestreut werden. Viele Menschen warteten schon, um den Zug zu begleiten.

Die Musik der Kapelle war ein schräges, quietschendes Blaskonzert, wie man es früher manchmal auf dem Jahrmarkt hören konnte. Die Menge drängte vorwärts, und wir mussten mitlaufen. Es war ein langer Fußmarsch, und die Sonne brannte heiß vom Himmel herunter. Plötzlich fühlte ich, wie geschwächt ich noch war und dass ich durch den Bänderriss gar nicht richtig laufen konnte. Die aufgeregte Menge, die vorwiegend aus Indern bestand, strebte vorwärts. Mir wurde abrupt klar: Wenn ich hier zusammenbräche, könnte ich kaum auf Unterstützung hoffen.

Ich überlegte mit Schrecken, wie ich mir Halt und Durchhaltekraft verschaffen könnte. Mir fiel ein Seminar ein, das ich kurz zuvor besucht hatte, in dem es um den Derwischtanz und um archetypische Heilhaltungen gegangen war. Wir hatten damals viel geübt, und nun probierte ich es wieder aus: Die rechte Hand geöffnet nach oben, die linke Hand geöffnet nach unten, ich selbst in meiner Mitte, aufrecht, ohne zu schwanken. Und nun versuchte ich, zu gehen. Es wirkte, es gab mir Halt und Kraft. Ich marschierte weiter, konnte mit dem Trauerzug mithalten und war sehr darauf konzentriert, diese balancierende Haltung zu bewahren.

Ich kam am Ufer des Ganges an. Einige Menschen waren schon dort und riefen: »Da schwimmt die Asche des Meisters.« Wieder war ich fassungslos. Unten im Wasser konnte ich eine Reihe von Blumen schwimmen sehen, die aber schon bald hinter der Biegung des Flusses verschwand. Mit einer ernüchterten Hoffnungslosigkeit wurde mir bewusst: Das ist alles. Das ist alles, was übriggeblieben ist. Im selben Moment hatte ich das Gefühl, als ob ein Vorhang reißt. Oder nein, kein Vorhang, es war etwas anderes, Nichtmaterielles: Der Vorhang des Bewusstseins. Er riss, und hervor kam die Botschaft: »Es ist alles in Ordnung – es ist alles in allerbester Ordnung.« Darin lag ein unglaublicher Frieden. Dieser Frieden und eine große Klarheit waren jetzt auch in mir.

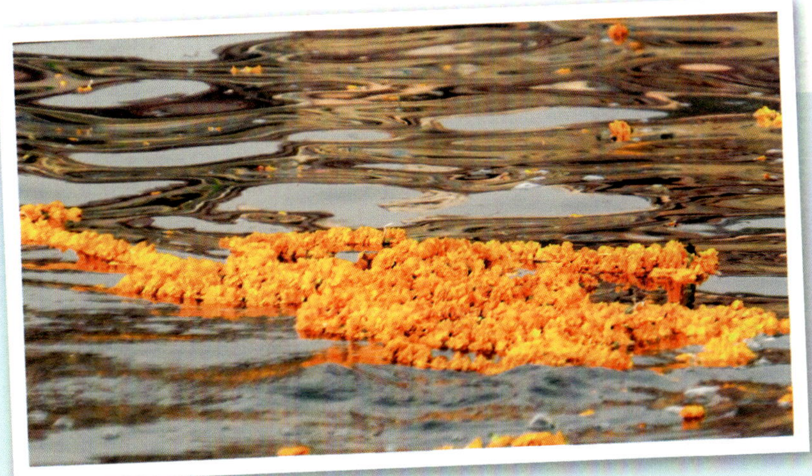

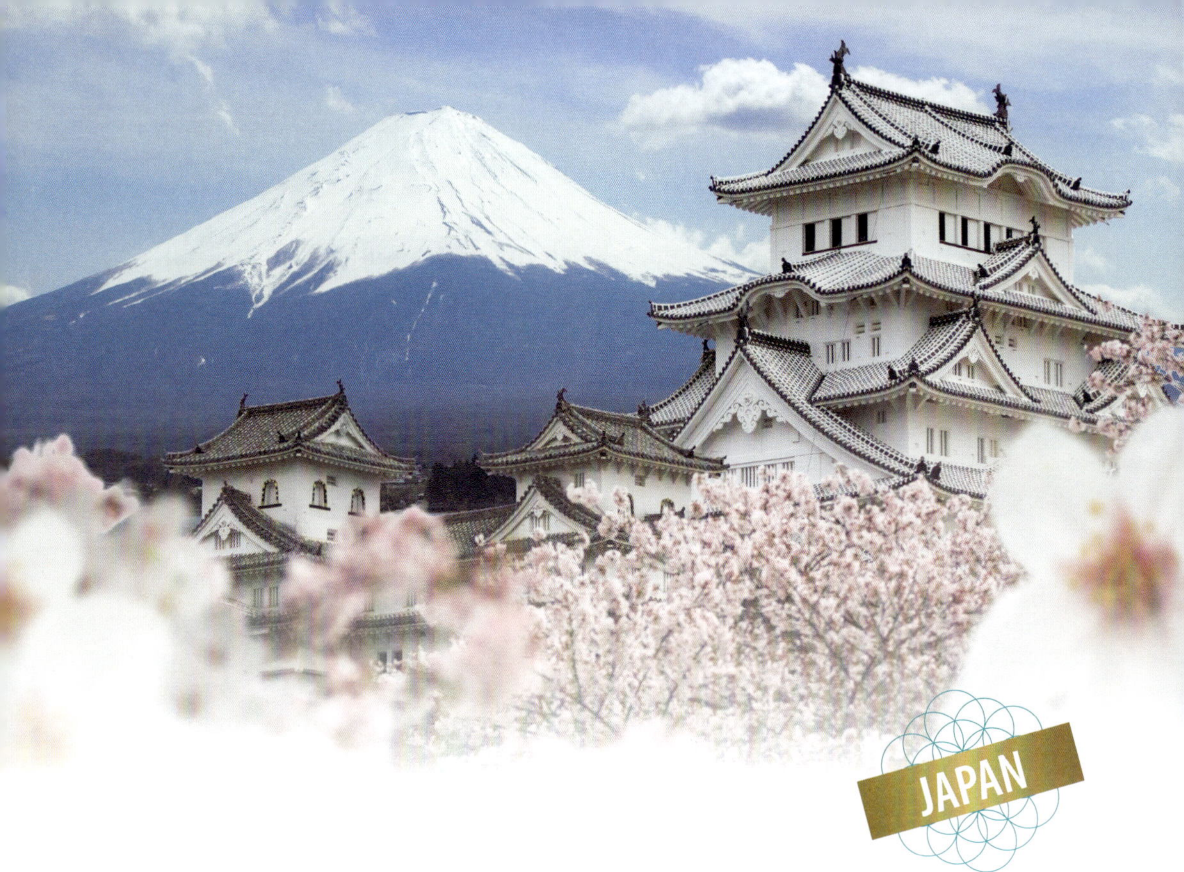

JAPAN

Achtsamkeit, Liebe und Selbstliebe

»Das Herz sollte sein wie ein klarer See, in dem sich alles spiegelt.
Aber es selbst macht nicht jede Bewegung mit.«
Buddhistische Weisheit

Gefühle sind so eine Sache. Von ihnen ist man manchmal hin- und hergerissen. Geht es Ihnen auch so? Wie geht man immer wieder damit um? In einem buddhistischen Kloster hat man die Zeit und Ruhe, sich um die Achtsamkeit des Herzens und um seine Gefühle zu kümmern. Aber wer findet schon in unserem ausgefüllten Alltag die Muße, das so achtsam und tief greifend zu tun?

Schauen wir doch einfach einmal dorthin, wo diese Achtsamkeit praktiziert wird. Welchen Schlüssel gibt es zu den verwundenen Gängen des Herzens und der Gefühle?

Die Herzschlüsselhaltung

Eine Frau aus der Schweiz, etwa 50 Jahre alt, kam wegen einer schweren Depression in die Therapie. Sie nahm seit Jahren Psychopharmaka und erklärte mir, dass sie nichts fühlen könne. Sie wisse gar nicht, wie man fühlt. Ich hatte den Eindruck, dass sie nicht bereit war, zu fühlen – sie verbot es sich offenbar. Es schien etwas zu geben, was sie nicht wahrhaben wollte. Dies zu fühlen, tat vielleicht zu weh.

In einer behutsamen Übung forderte ich sie auf, die Augen zu schließen, die Hände auf die Brust zu legen und in sich hineinzuspüren, einfach nur zu fühlen. Sie erklärte, sie fühle nichts und wisse auch nicht, was damit gemeint sei. Ich bat sie, einfach dieses Nichts zu fühlen. Sie wurde sehr unruhig und erregt, und ihre Augenlider flatterten. Danach sagte sie, ihr sei etwas klar geworden; es gehe um einen ihr nahestehenden Menschen – und so schlimm sei die Situation gar nicht. Sie hatte offenbar die Brücke zu ihren Gefühlen wiedergefunden und damit den Schlüssel zu sich selbst. Als sie später sagen sollte, was sie bereit sei, loszulassen, sagte sie beinahe jubelnd: »Depression adé, ich brauche dich nicht mehr!«

Fühlen gehört zu unseren menschlichen Grundfähigkeiten. Über Gefühle sind wir mit uns selbst und unserem Umfeld in vitalem Kontakt. Eine ganz besondere Rolle spielt dabei unser Herz, genauer gesagt: der Bereich in der Mitte oberhalb der Brust. Das drückt sich auch in unserer Körpersprache aus: Wenn wir unseren eigenen Standpunkt zutiefst überzeugt bekunden, legen wir als Ausdruck von »Ich« die Hand automatisch auf die Mitte der Brust. Denken Sie auch an Sänger, die bei einem Auftritt mit dieser Geste innige Liebe ausdrücken. Gorillas klopfen sich demonstrativ auf die Brust, wenn sie mit einem Gegner konfrontiert sind. Sie aktivieren damit ihr Selbstbewusstsein und ihre Power. Man ordnet diesen Bereich dem Herzchakra zu, das auf dieser Höhe in der Wirbelsäule seinen Sitz hat und sich nach vorn zur Brust hin öffnet. Es handelt sich hierbei nicht um das physische Herz, sondern um ein Energiezentrum, das mit dem Herzen in Kontakt steht.

Wenn Sie die Übung aufmerksam machen, nährt das Ihren Herzbereich und Ihre Thymusdrüse. Wir haben hier eine Quelle der Liebe und Wärme, einen Ankerplatz in uns selbst. Es ist der natürliche Ort für Selbstliebe und Selbstvertrauen. In japanischen Zen-Klöstern ist es üblich, in dieser Haltung zu gehen, aus Achtsamkeit sich selbst und anderen gegenüber. Wenn Sie diese Haltung üben, dann nehmen Sie sich etwas Zeit. Entwickeln Sie ein Gefühl dafür, wie lange

Sie benötigen, um sich mit Ihrem Herzen zu verbinden. Drei bis fünf Minuten dürfen es ruhig sein. Wenn Sie mit dem Ablauf vertraut sind, können Sie mit dieser Haltung in wenigen Augenblicken zu sich selbst zurückkommen, zu ihrem eigenen inneren Ankerplatz – egal, wo Sie sich gerade befinden.

DURCHFÜHRUNG

Die Herzschlüsselhaltung ist so einfach wie wirksam. Sie können hierbei sitzen oder auch stehen. Beim Sitzen können Sie sich als Ausgangsposition die Pharaonenhaltung ins Gedächtnis rufen. Lassen Sie nun spontan beide Hände natürlich und absichtslos auf der Mitte oberhalb Ihrer Brust ruhen. Was fühlen Sie an dieser Stelle? Sind Sie dort verspannt? Fühlen Sie Wärme oder nur eine Leere? Lassen Sie sich Zeit, und beobachten Sie sich und Ihre Empfindungen. Vielleicht nehmen Sie Freude wahr, Schmerz oder Liebe. Lassen Sie es geschehen – Gefühle wollen wahrgenommen werden. Sie haben etwas mit unserem Inneren zu tun. Sie müssen Ihre Gefühle aber nicht gedanklich dramatisieren, es genügt, sie einfach anzuerkennen. Neigen Sie zum Abschluss der Übung Ihren Kopf leicht in Richtung Ihres Herzens.

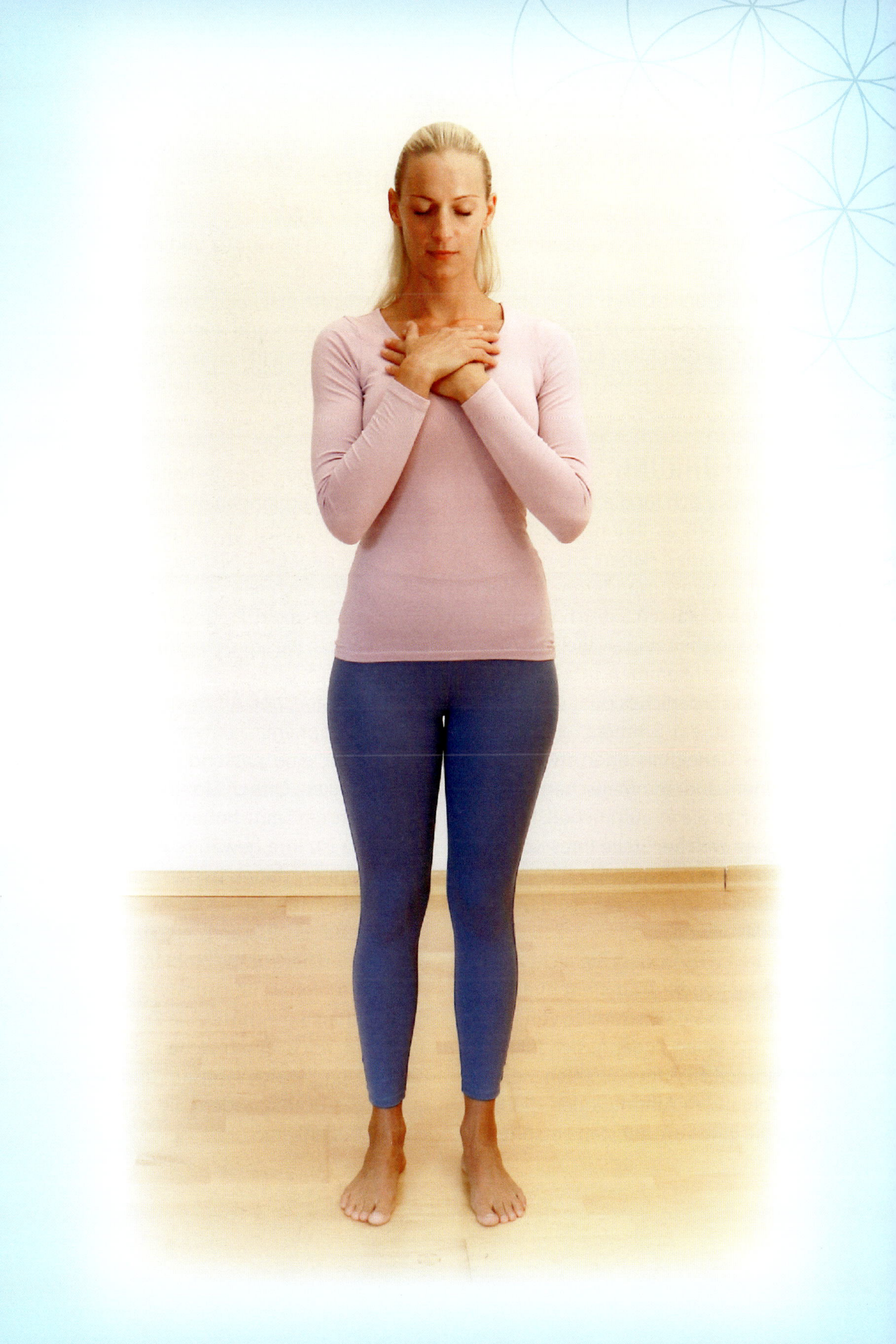

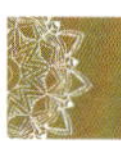

VARIATION

Die Herzheilung

Zur Vorbereitung wählen Sie einen Platz, an dem Sie sich geschützt und wohlfühlen. Sie können auch vorab Musik zur Entspannung hören.
Das Prinzip der Übung: Ein Problem oder ein Gedanke erscheint, zum Beispiel Angst, Trauer oder Selbstzweifel. Sie drücken das Problem und auch das damit verbundene Gefühl nicht weg, wie Sie es üblicherweise vielleicht machen würden. Sie setzen sich innerlich damit auseinander und öffnen es zur Heilung der höheren Kraft.

DURCHFÜHRUNG

Nehmen Sie sich für die Übung etwas Zeit. Wie geht es Ihnen? Wie fühlen Sie sich gerade? Haben Sie momentan mit einem besonderen Problem zu kämpfen? Lassen Sie sich von Ihrer inneren Weisheit zeigen, welches Thema jetzt hochkommen möchte. Egal, ob es ein körperliches oder seelisches Problem ist, ein Schmerz, ein bedrückendes Geheimnis oder etwas, was mit einem anderen Menschen zu tun hat – lassen Sie es auftauchen. Fühlen Sie es. An welcher Stelle Ihres Körpers spüren Sie es? Richten Sie Ihre ganze Aufmerksamkeit darauf. Laufen Sie nicht davor weg.
Sie sollten wissen, dass Sie nicht allein sind. Eine höhere Kraft steht hinter allem. Suchen Sie sich mithilfe von Affirmationen einen Zugang, sich für diese Wahrheit zu öffnen. Wählen Sie aus den folgenden Affirmationen die heraus, die Ihnen am ehesten entspricht:

- »Schützende Hände halten mich liebevoll umfangen.«
- »Christus (oder ein Engel, Mutter Maria oder ein heilendes Licht) ist jetzt für mich da.«
- »Gott ist mein Freund. Ich zeige ihm jetzt, was mich bedrückt.«

Falls Sie keine der Affirmationen innerlich anspricht, können Sie sich auch selbst eine passende Affirmation ausdenken. Öffnen Sie sich für den Gedanken, dass eine höhere Kraft jetzt für Sie da ist. Ihre gewählte Affirmation hilft Ihnen dabei. Lassen Sie sich von ihr berühren, genau da, wo Sie Ihr Problem fühlen. Es kann sein, dass Sie das Schmerzhafte Ihres Problems jetzt deutlich fühlen. Unterdrücken Sie das nicht, halten Sie es bitte eine Zeit lang aus. Und noch ein bisschen länger. Dann lösen Sie sich langsam und beenden die Übung, indem Sie sich innerlich bedanken.

Nutzen und Heilwirkung

DIE HALTUNGEN …

… sind hilfreich bei Herzproblemen,
… verbessern die Blutzirkulation in Ihrem Herzen,
… beruhigen Ihr Herz,
… wirken harmonisierend bei psychosomatischen Problemen,
… unterstützen bei Beziehungsproblemen,
… entlasten von Schuldgefühlen,
… schützen bei mentalen Verletzungen,
… wirken vorbeugend gegen psychischen Burn-out,
… fördern Immunsystem und Abwehrkräfte, auch die psychischen,
… regen den Lymphfluss an und
… stärken Ihr Selbstwertgefühl und Ihr Selbstvertrauen.

Hier geschieht ein Stück Selbstheilung. Licht und Schatten kommen zusammen, und der Schatten löst sich im Licht der Selbstliebe auf. Ein Beispiel aus der Natur: Was ist, wenn Sonnenlicht auf einen dunklen Ort fällt? Die Dunkelheit verschwindet im Licht. Auch aus der Physik kennen wir dieses Gesetz: Die niedrige Schwingung löst sich in der höheren Schwingung auf. Licht und Liebe haben eine große Kraft und eine hohe Schwingung. Es gibt viele Beispiele, die bestätigen, dass Liebe heilen kann. Jenseits von Gut und Schlecht gibt es ein Heilsein und ein Ganzsein. Sicher haben Sie schon einmal bemerkt, dass »Heilung«, »Heilsein« und »heilig« aus einem Wortstamm kommen.

Es müssen nicht immer die ganz großen Probleme sein, die Sie mit dieser Übung auflösen. Sie brauchen dabei nicht angestrengt in belastende Ereignisse der Vergangenheit zu gehen. Wenn im jeweiligen Moment etwas hochkommt, dann schieben Sie es eben nicht ungeliebt in die Versenkung, sondern öffnen es dem Licht und der Liebe. Es ist ein wunderbares Prinzip. Sie haben damit eine Art Werkzeug in der Hand, mit dem Sie an Ihrer Selbstheilung wirken können. Und der Alltag bietet sicher Gelegenheiten, das auszuprobieren.

Dem Herzen wurde schon immer ein besonderer Platz eingeräumt. Herzensangelegenheiten treffen uns oft tief und können weitreichende Auswirkungen auf das Leben haben. Die Wissenschaft hat entdeckt, dass sich nicht nur im Gehirn, sondern auch im Herzen ein Netz von Nervenzellen befindet, das oft schnellere Entscheidungen trifft als unser Verstand. Außerdem zeigen neuere Forschungen, dass im Herzen sogenannte Spiegelneuronen liegen – das sind Nervenzellen, die auf ein Gegenüber reagieren.

Das Herz ist der Sitz von Liebe und Mitgefühl und damit ein sehr feiner und sensibler Bereich. Es reagiert auf Verletzungen und Unfrieden mit Schmerz. Dieser kann sich psychisch, aber auch körperlich ausdrücken. Hierzu eine Begebenheit, die ich vor einigen Jahren erlebte: Auf einer Reise teilte ich mein Zimmer mit einer netten jungen Frau. Ich bemerkte, dass es ihr nicht gut ging. Sie ereiferte sich über vieles und verhielt sich eher abweisend. Eines Morgens sagte sie, sie fühle sich sehr schlecht und habe in der Nacht so etwas wie eine Herzattacke gehabt. Ich konnte ihre Befürchtung nicht recht teilen, denn sie war jung, und ihre angespannte Haltung ließ eher auf starke unterdrückte Gefühle schließen.
Dies war mir nicht fremd. Ich hatte Jahre zuvor eine Erfahrung gemacht, die mich an das Verhalten der jungen Frau erinnerte. Damals war ich beruflich sehr angespannt und in einer Rolle gefangen. Zu meinen eigenen Bedürfnissen und Gefühlen hatte ich wenig Kontakt. An den seltsamen Druck in der Mitte oberhalb der Brust und das Reißen und Ziehen dort hatte ich mich schon gewöhnt. Meine Mutter empfahl mir damals einen Heilpraktiker. Der hielt seine Hände auf den schmerzenden Bereich, und nach einiger Zeit fühlte ich mich dort emotional sehr aufgewühlt und brach in lautes Weinen und Schluchzen aus. Ich wusste zu der Zeit überhaupt nicht, wieso das so war, fühlte mich aber hinterher sehr erleichtert.
So hatte ich Verständnis für die Situation meiner Mitbewohnerin und bot ihr eine Massage und eine Craniosacral-Behandlung an, um angestaute Gefühle zu lösen. Es stellte sich heraus, dass sich ihr Körper völlig verspannt hatte, und in der Mitte oberhalb der Brust fühlte sie einen schneidenden Schmerz. Ihr wurde bewusst, dass dahinter ein konkretes Problem stand, das Herzleid und eine tiefe Scham in ihr auslösten. Nun sprach sie darüber und ließ ihren Tränen freien Lauf. Tränen können wie Ströme sein, die lang verstopfte Rinnsale wieder öffnen. Sie wusste plötzlich auch, was sie tun musste, um ihr Problem zu lösen. Ihr war buchstäblich ein Stein vom Herzen gefallen. Auf diese Weise drückt unser Körper ungelöste Probleme aus. Das ist Körpersprache. Wir tun gut daran, auf die Signale zu hören.

Unterschätzen Sie die Möglichkeiten nicht, die die einfachen Übungen dieses Buches in sich tragen. Wenn Sie mit sich und Ihrem Herzen in Einklang sind, dann sind Sie unabhängiger vom Auf und Ab um sich herum. Wenn Ihr Herz belastet ist mit Schuldgefühlen, Beziehungsproblemen oder anderem, dann ist der freie Fluss Ihrer Energie gebremst. Davon sind auch das

Immunsystem, der Lymphfluss und die Abwehrkräfte betroffen. Denn die Thymusdrüse, die auch dafür zuständig ist, ist ebenfalls dem Herzen zugeordnet. Zur Psychohygiene, mit der uns die Natur selbst ausgestattet hat, gehören Weinen, Schluchzen, Wut- und Empörung-Rauslassen. Das bringt feinere Faszien, an die wir willentlich nur schwer herankommen, wieder in Schwung. Denn was zu viel an schlechter Energie hereingekommen ist, muss auch wieder hinaus.

In China heißt es, das Herz ist der Kaiserpalast. Es wird geschützt durch die Armee der Lebensenergie, die in dieser Vorstellung für dynamischen Energiefluss, Angriffslust und starke Emotionen steht. Die Quelle für Liebe und Wärme befindet sich in Ihnen selbst, und sie bedarf der Wertschätzung und des Vertrauens. Dann kann das Herz in seiner eigenen, schönen Weise schwingen.

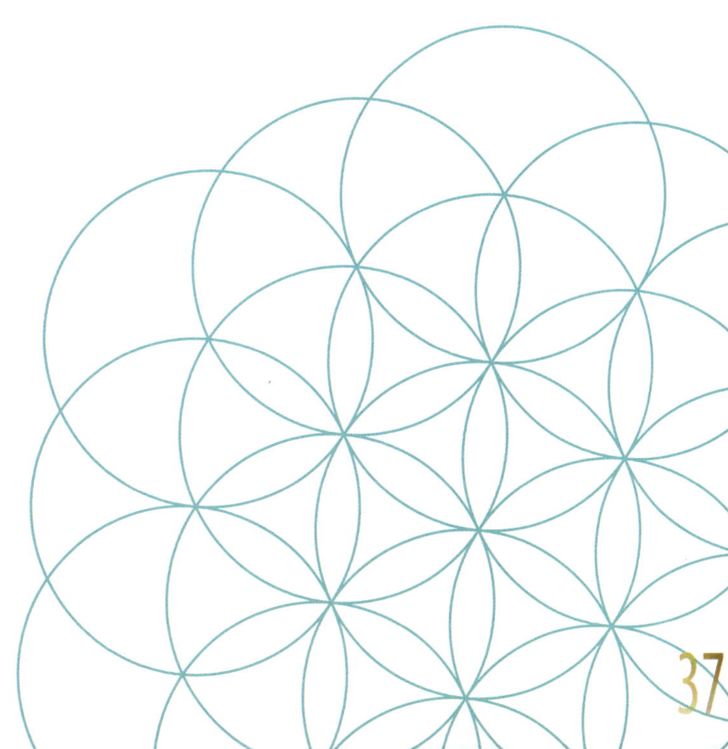

Eine Geschichte von Licht und Schatten

Es war einmal ein Mädchen, das wohnte in einem schönen Haus mit vielen Räumen. Das Mädchen spazierte gern darin herum. Es gab auch eine Tür, die es noch nie geöffnet hatte. Diese Tür war nicht verschlossen, sondern nur angelehnt, und so konnte es erkennen, dass eine Treppe in den Keller führte. Dem Mädchen war das immer ein bisschen unheimlich. Oh nein, diese Tür hätte es wirklich nicht weiter öffnen wollen. Außerdem war es ihm verboten.

Eines Tages, als sein Vater gerade ausgegangen war, kam es wieder an der Tür vorbei. Es meinte, von dort unten etwas zu hören. War es ein Wimmern? Als es die Tür ein Stück öffnete, hörte es die Geräusche deutlicher. Neben dem Wimmern gab es ein leises Knurren und Zischen. Jemand war offenbar in Not. Das Mädchen vergaß einen Moment seine Angst und rannte die Treppe hinunter. Am Ende der Treppe sah es eine weitere Tür. Von dahinter kamen die Geräusche. Und dann – war es mehr aus Neugierde oder aus Mitgefühl? – öffnete es schnurstracks auch diese Tür, wich aber vorsichtshalber einen Schritt zurück. Kaum war die Tür offen, stürzte ein dunkles,

seltsames Wesen heraus und rannte so schnell die Treppe hoch, dass das Mädchen von der Wucht fast umgeworfen wurde. Sein Herz klopfte wild. Was würde jetzt geschehen?
Von oben hörte es wieder ein Geräusch. Diesmal war es ein Knall, als ob ein Luftballon zerplatzte. Es ging vorsichtig die Treppe hoch. Oben schaute es sich um, doch das dunkle Wesen war nirgendwo zu sehen. Stattdessen stand dort ein gutaussehender junger Mann. Er blickte es freundlich an und dankte ihm, dass es ihn aus diesem dunklen Keller befreit hatte. Er würde lieber mit ihm zusammen hier oben im Haus wohnen. Gern ging es auf diesen Wunsch ein.

Was sagt nun die moderne Psychologie zu dieser Geschichte? Diese zeigt uns ein Grundmuster, das in unterschiedlichen Varianten oft zu beobachten ist. Märchen sprechen eine einfache Sprache: Es ist die Symbolsprache, in der sich oft auch Träume ausdrücken. Das Mädchen steht hier für eine jugendliche, noch nicht voll ausgereifte Person. Das Haus versinnbildlicht ihre Persönlichkeit, und die verschiedenen Zimmer, in denen sie gern herumwandert, stellen Persönlichkeitsanteile dar, mit denen sie vertraut ist. Eine fast verschlossene Tür führt in den Keller – das ist ein Hinweis auf etwas Unbewusstes. Das Unbewusste macht sich jedoch bereits durch unangenehme Geräusche bemerkbar. Das nun in Erscheinung tretende Ungeheuer symbolisiert verborgene, nicht akzeptierte Gefühle oder Persönlichkeitsanteile. Im Fall der Geschichte könnte es sich um eine noch mit Unbehagen, Furcht und Neugier behaftete Beziehung zum anderen Geschlecht handeln. Das Öffnen der Tür ermöglicht es, dass dies an die Oberfläche gelangt und damit ans Licht des Bewusstseins. Hier entpuppt sich das Ungeheuer, wie so oft in Geschichten, als ein freundlicher Prinz, der dankbar ist, dass er erlöst wurde. Daraufhin vereint sich die Hauptfigur meist mit ihm beziehungsweise heiratet ihn. In der Psychologie würde dies bedeuten: Unbewusste Schattenanteile werden vom Bewusstsein akzeptiert und aufgenommen. Sie stehen nun der Gesamtpsyche zur Verfügung.

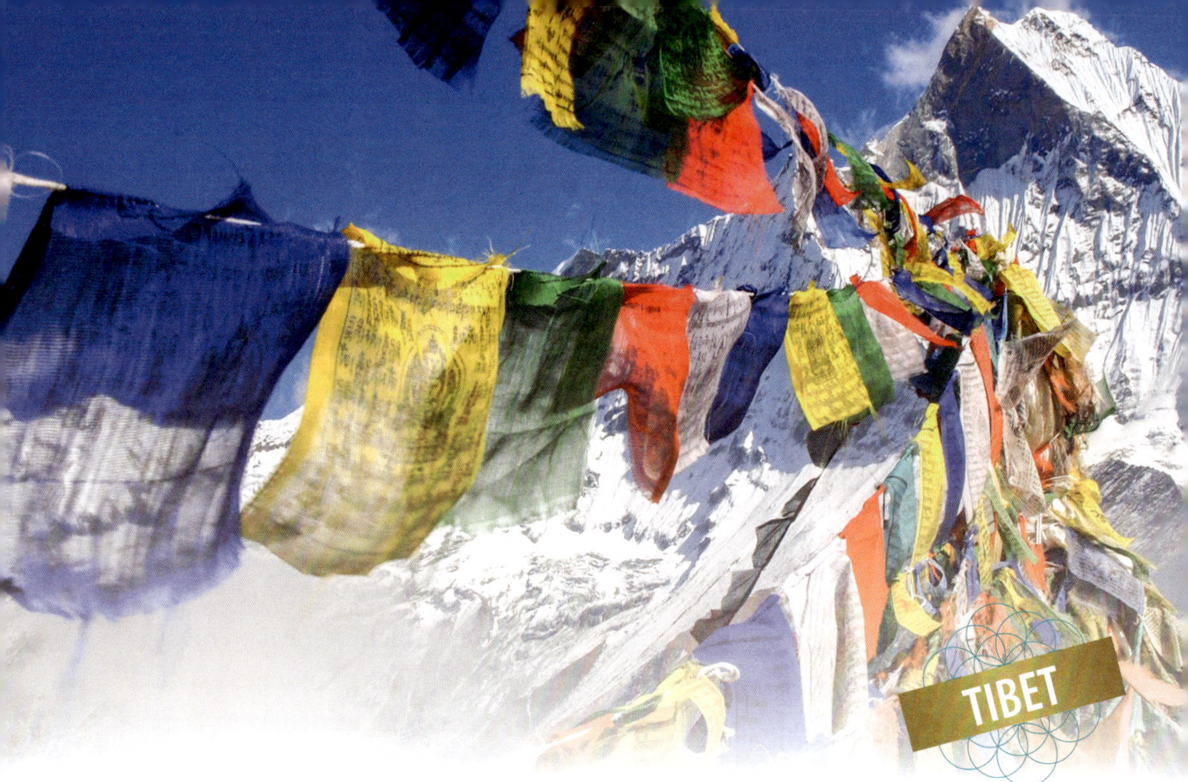

Power und mentale Stärke

»Niemand weiß, wie weit seine Kräfte gehen,
bis er sie versucht hat.«
Johann Wolfgang von Goethe

Wenn wir das, was uns am Herzen liegt, umsetzen wollen, benötigen wir ein gewisses Maß an Power. Vielleicht machen Sie ja Sport und wissen bereits, wie gut Ihnen Bewegung tut und dass sich dadurch Ihr Energielevel steigert. Muskeln sind der Motor für unseren Bewegungsapparat, sie geben uns Stütze und Antrieb. Wie heißt es so schön: Setz dich in Bewegung, krieg mal deinen Hintern hoch! Das ist wörtlich zu verstehen – als einfache Körpersprache. Die Muskeln geben uns Power, und durch Bewegung werden Glückshormone wie Endorphine und Dopamin ausgeschüttet. Neurophysiologische Forschungen zeigen, dass unser Denken und Fühlen sich unmittelbar auf den Bewegungsapparat auswirken. Besonders Muskeln und Faszien reagieren sehr sensibel auf Gefühle und Stimmungen. Faszien, auch Bindegewebe genannt, umschließen und polstern als feines elastisches Gewebe unsere Muskeln, unsere Knochen und unsere Organe.

Ich erinnere mich, wie einmal meine Knie weich wurden, als ich eine überraschende Nachricht erhielt. Ich spürte förmlich, wie meine Muskeln nachgaben, und ich war froh, einen Stuhl in der Nähe zu haben, auf den ich mich setzen konnte. Sicher kennen Sie das auch umgekehrt: Wir haben ganz viel Kraft, wenn wir etwas Bestimmtes machen möchten, was uns am Herzen liegt. Der Geist beeinflusst den Körper und umgekehrt. Sportliche Disziplinen wie Gymnastik, Muskeltraining oder Joggen sind auf den Körper und seine Leistungssteigerung abgestimmt. Das hat natürlich seine Berechtigung. In anderen Kulturen, die auch bei uns immer mehr geschätzt werden, liegt der Schwerpunkt allerdings etwas anders: Körper, Geist und Energiefluss, die sich gegenseitig unterstützen, werden als Ganzes gesehen. Das ermöglicht es, sich ohne allzu großen körperlichen Aufwand ganzheitlich zu trainieren und fit zu halten.

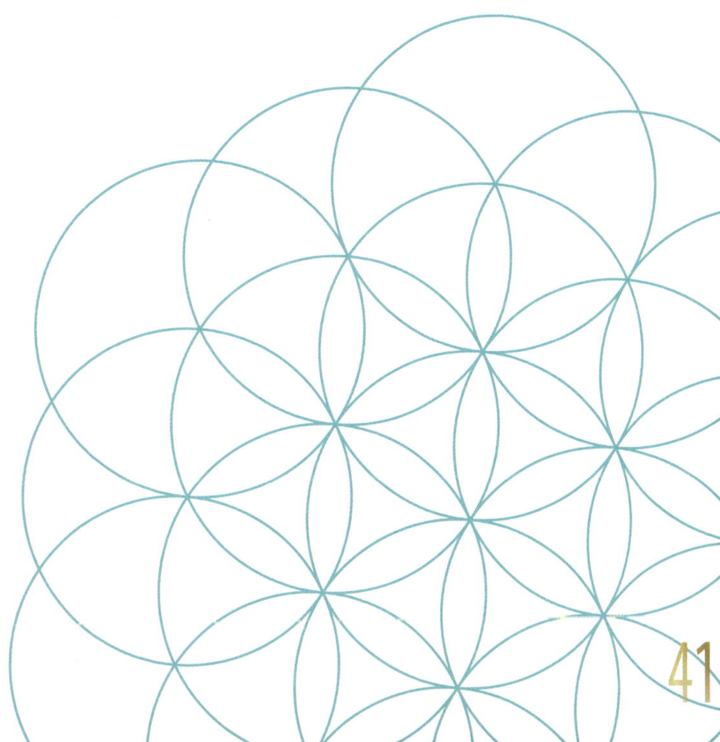

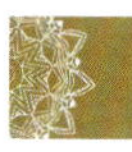

ÜBUNG

Mit Muskel- und mit Seelenkraft

Bevor wir zur eigentlichen Übung kommen, betrachten wir kurz die sogenannten Niederwerfungen, die seit vielen Jahrhunderten in Tibet praktiziert werden und dort auch im heutigen Alltag lebendig sind. In dem meist rauen Klima und angesichts der politischen Anfeindungen haben die Tibeter eine einzigartige körperliche und geistige Widerstandskraft bewiesen. Wenn sie ihre Niederwerfungen machen, ist das ein heiliges Ritual.

Obwohl es verschiedene Varianten gibt, ist der grundsätzliche Bewegungsablauf relativ einfach: Der Praktizierende steht aufrecht, geht in die Knie und wirft sich der Länge nach zu Boden. Dann erhebt er sich wieder, und genau dabei ist Muskelkraft gefragt. Im Anschluss berühren die gefalteten Hände Stirn, Mund und Brust. Dann fängt er wieder von vorn an. Es gibt Tibeter, die auf einer Pilgerreise mehrere Kilometer auf diese Weise zurücklegen. Das erfordert natürlich eine gute Konstitution. Oder ist es eher umgekehrt, dass die Riten zu einer guten Konstitution führen? Das Aufrichten und Niederbeugen trifft man auch in anderen Traditionen, zum Beispiel im Sonnengebet des Yoga. Ebenso ist es Teil der Gebete der Muslime. Diese Bewegung hat einen sehr stimulierenden Einfluss auf die Wirbelsäule, und durch das Berühren von Stirn, Mund und Brust wird zusätzlich der Energiefluss angeregt: Denken, Sprechen und Fühlen sollen in Einklang miteinander sein. Die relativ neue Therapieform EFT (»Emotional Freedom Techniques«) – eine Klopftechnik, mit der Meridianpunkte stimuliert werden – wirkt nach einem ähnlichen Prinzip.

In der folgenden Übung sind wirkungsvolle Bausteine aus dieser tibetischen Tradition enthalten. Wir verzichten aber auf das Zu-Boden-Werfen und ersetzen diese anstrengende Bewegung durch einen einfacheren Schritt. Sollten Sie, wie die meisten, einen ausgefüllten Alltag haben oder zu den Sportmuffeln gehören, so können Sie mit dieser alltagstauglichen Version der Niederwerfung viel für Ihre ganzheitliche Kondition tun.

DURCHFÜHRUNG

Setzen Sie sich vor einem Tisch auf einen in der Höhe passenden Stuhl. Ihre Füße stehen auf dem Boden und sind etwa hüftbreit auseinander, wie bei der Pharaonenhaltung. Wählen Sie den Abstand von Stuhl und Tisch so, dass Sie die Übung gut ausführen können. Legen Sie zu Beginn der Übung Ihre Handflächen auf Brusthöhe ganz natürlich aneinander. Das fokussiert. Nehmen Sie sich einen Moment einfach nur wahr. Legen Sie nun Ihre Hände in einem schulterbreiten Abstand auf die Tischplatte. Sie sollten so aufliegen, dass Sie sich gut ab-

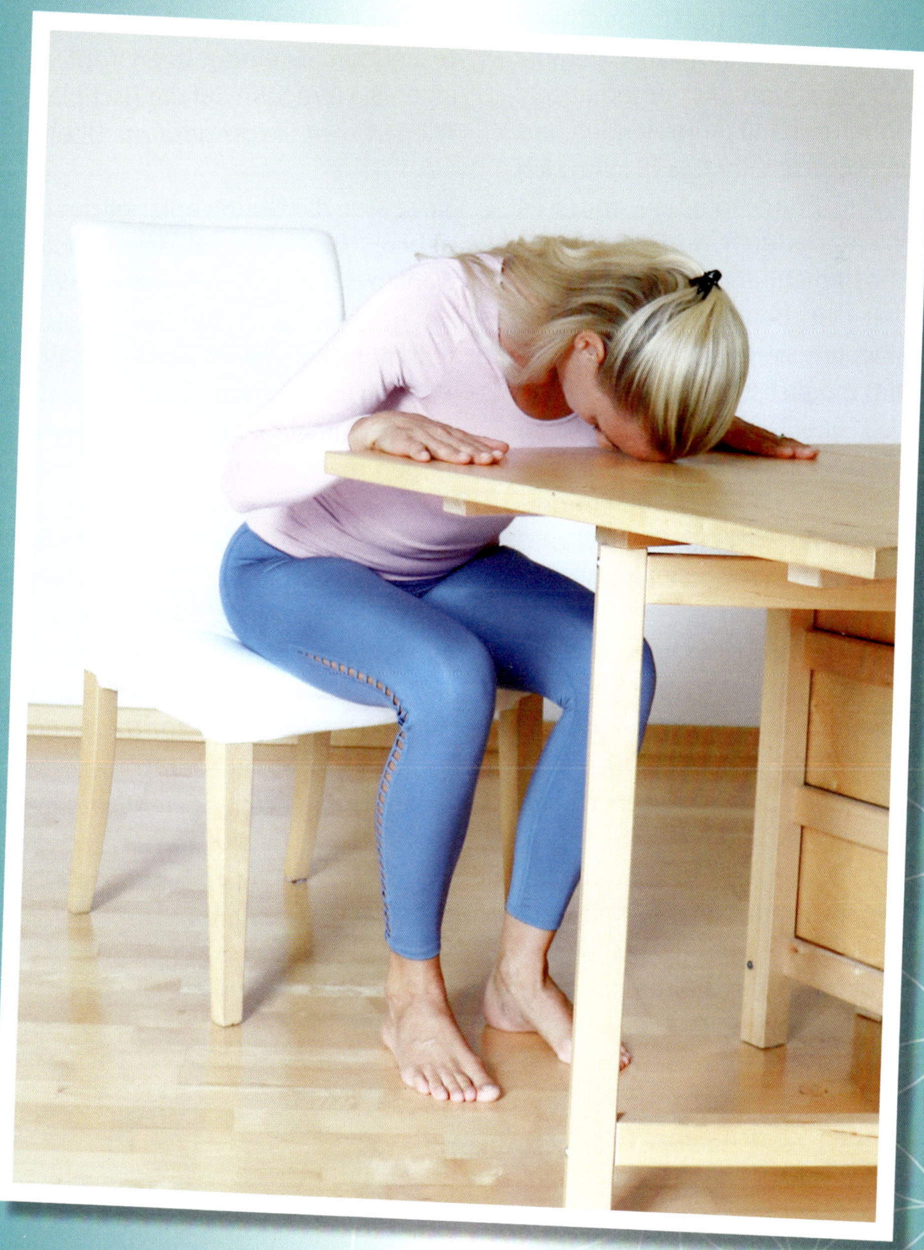

stützen können. Ihre Arme berühren die Tischplatte dabei nicht.
Beugen Sie nun Ihren Kopf, und lassen Sie Ihre Stirn die Tischplatte berühren. Ihr Nacken bleibt möglichst gerade, Ihr Hals verlängert sich automatisch. Sie können sich mit Ihren Händen und Armen abstützen. Ihr Gesäß kann sich leicht vom Stuhl abheben, muss es aber nicht. Dadurch wird die Wirbelsäule noch mehr angeregt. Der Fokus liegt auf dem Beugen von Kopf und Stirn. Richten Sie jetzt Ihren Oberkörper mit möglichst geradem Rücken auf. Hals und Nacken sollten dabei, so gut es geht, ebenfalls gerade sein. Ihre Arme und Hände bleiben in derselben Haltung wie beim Beugen, und Ihre Handflächen liegen weiterhin auf dem Tisch.
Vielleicht fällt Ihnen die Übung am Anfang nicht ganz leicht, aber sie lohnt sich: Sie fördert die Kraft in Armen und Oberkörper und unterstützt Ihre gesamte Kondition. Versuchen Sie, beim Aufrichten Ihren Brust-, Schulter- und Halsbereich zu öffnen. Das geht besser, wenn sich der Nacken hinten ebenfalls dehnt. Manchmal hilft es, dabei an die Geschmeidigkeit von Honig zu denken.
Wiederholen Sie das Beugen und Strecken dreimal. Nach dem dritten Mal erheben Sie sich ganz, indem Sie Ihre Beine kräftig durchdrücken. Sie können sich mit den schulterbreit geöffneten Armen ein wenig abstützen. Nun legen Sie Ihre Handflächen aneinander und berühren mit den Spitzen der Daumen nacheinander Stirn, Mund und Brust. Gönnen Sie sich für jede Berührung einen Moment. Wenn Sie möchten, können Sie dabei die Augen schließen. Setzen Sie sich wieder, und legen Sie Ihre Hände schulterbreit auseinander auf die Tischplatte. Beugen Sie erneut Ihren Kopf, und legen Sie Ihre Stirn auf die Tischplatte. Wiederholen Sie die gesamte Übung.

Sie sollten die Übung anfänglich etwa sieben- bis zehnmal wiederholen. Wählen Sie Ihr eigenes Tempo. Wenn Sie geübter sind, können Sie auch zwischendurch am Schreibtisch, oder wo auch immer es sich anbietet, einen kurzen Durchlauf von drei Wiederholungen machen. Das bringt Ihre Kondition in Schwung, und Ihre Muskeln werden aktiviert. Besonders der Musculus trapezius, auch Kapuzenmuskel genannt, der Kopf und Schultern verbindet, wird angeregt. Das fördert die Durchblutung des Gehirns. Der Musculus psoas major für Bauch und Rücken kann sich wieder strecken. Die Venenpumpe wird angeregt, was den Rückfluss des Blutes fördert. Körper und Geist bekommen einen kraftvollen Anstoß, miteinander zu kooperieren.

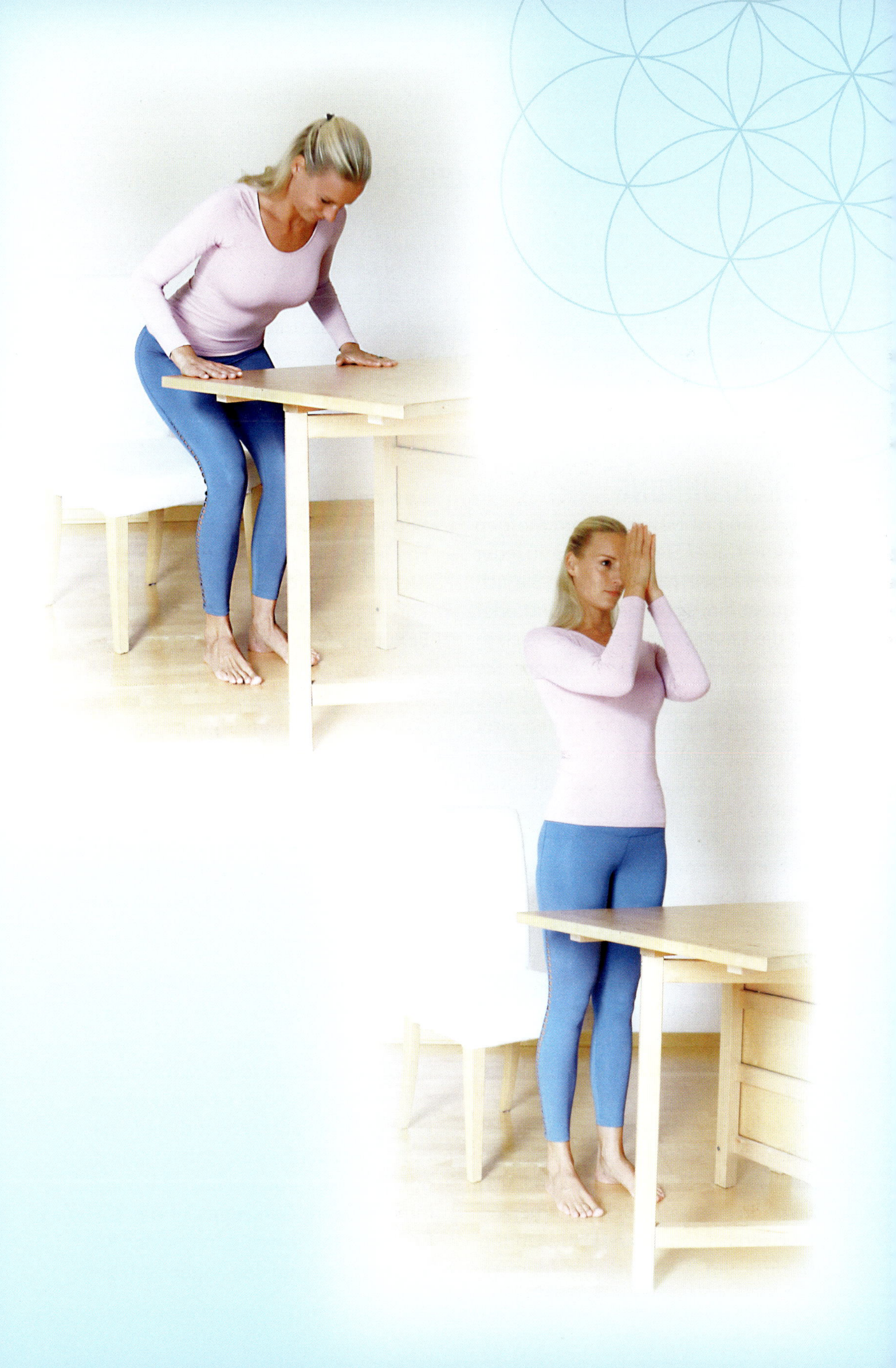

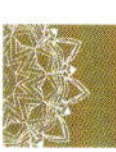

VARIATION

Recken, strecken, gute Laune

Jetzt wird es richtig angenehm, denn recken und strecken kann sich jeder. Und wir alle tun es manchmal – aber eigentlich sollten wir es viel öfter tun. Falls es bei Ihnen zu Hause eine Katze gibt, haben Sie das beste Beispiel vor Augen. Nach dem Nickerchen wird alles gereckt und gestreckt, was beweglich ist. Sogar die Wirbelsäule kommt dran, da rekelt sich die Katze einfach tüchtig auf dem Boden, alles ganz genüsslich. Zum Schluss gähnt sie noch bis über beide Ohren. Alles ist wieder in Gang gebracht – nun kann der Tag beginnen.

DURCHFÜHRUNG

Die Übung ist besonders am Morgen geeignet, aber Sie können sie zu jeder Zeit des Tages machen. Legen Sie sich bequem hin, entweder aufs Bett oder auf die Couch, oder setzen Sie sich in einen geeigneten Sessel. Fangen Sie an, sich zu recken und zu strecken, so, wie es Ihnen gerade in den Sinn kommt. Nehmen Sie zum Beispiel die Arme hoch, spielen Sie mit Ihren Fingern in der Luft, bewegen Sie Ihre Schultern. Alles ganz entspannt, bitte! Dann können Sie auch die Beine durchdrücken – kräftig, bis zu den Fußballen! Eigentlich ist alles an uns Menschen beweglich. Also dehnen Sie den Körper liebevoll durch.

Auch der Bauch und seine Organe sind durch Muskeln und Faszien miteinander verbunden. Im Bauchinneren gibt es einen besonderen Muskel, den Musculus psoas major. Er befindet sich mit seinem hinteren Teil am Rücken. Wenn er verkrampft, wirkt sich das oft in Form von Rückenschmerzen oder Versteifungen aus. Diese Übung ist ideal, um den Muskel zu dehnen und derartigen Beschwerden vorzubeugen.

Forcieren Sie die Bewegungen bitte nicht, gehen Sie Ihrem natürlichen Körpergefühl nach. Wenn Sie das Bedürfnis verspüren, durchzuatmen oder Töne von sich zu geben, wenn Sie zum Beispiel stöhnen, heißen Sie das willkommen und geben Sie dem nach. In Körpersprache übersetzt bedeutet das: »Oh, das tut gut, da hat sich etwas gelöst.« Wenn es Ihnen genug ist, ziehen Sie zum Schluss noch einmal das ganze Gesicht zusammen. Denken Sie dabei an den Biss in eine saure Zitrone.

Nun kommt der Gute-Laune-Teil dieser Übung: Begeben Sie sich in die Senkrechte. Die Beine stehen locker hüftbreit auseinander. Klopfen Sie sich mit einer oder beiden Fäusten kräftig und anerkennend auf die Brust, und denken Sie dabei: »Prima, gut gemacht« – und nennen Sie dabei Ihren Namen. Genießen Sie das Gefühl. Jetzt stampfen Sie mit beiden Füßen energisch auf den Boden: »Ich bin

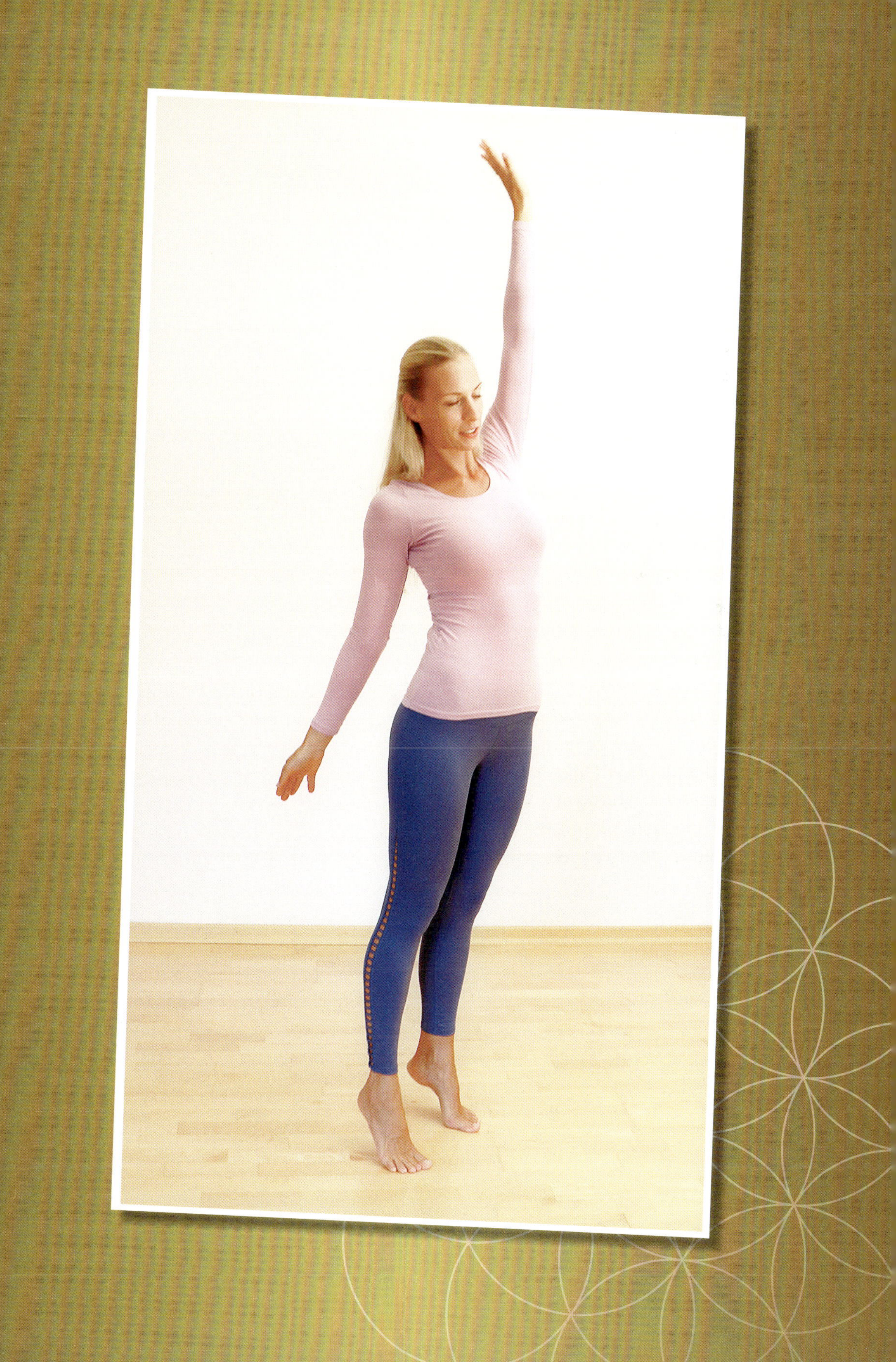

ich!« Nehmen Sie dabei Ihre auf Schulterhöhe erhobenen Arme und Fäuste zu Hilfe – das ist eine Gewinner-Pose. Sagen Sie kräftig »Ja!« zu sich selbst. Gehen Sie einige Schritte vorwärts, mit erhobenem Haupt: »Jawohl, so sehen Sieger aus!« Schwingen Sie dabei unternehmungslustig mit Ihren Schultern und Armen. Übertreiben Sie ruhig. Sie können dazu auch motivierende Musik hören. Wählen Sie eine der folgenden Affirmationen, die Sie beim Marschieren sagen möchten:

- »Ha, ha, ha, das wäre doch gelacht!«
- »Ich bin ich!«
- »Ich schaffe es!«
- »Jawohl!«

Oder denken Sie sich Ihre eigene Poweraffirmation aus.

Nehmen Sie sich für die Übung etwa zehn Minuten Zeit. Bei Zeitknappheit wählen Sie die für Sie wichtigsten Teile aus der gesamten Übung aus. Wenn Sie sie öfter machen, nimmt Ihr Körpergefühl diese positive Lebenseinstellung auf.

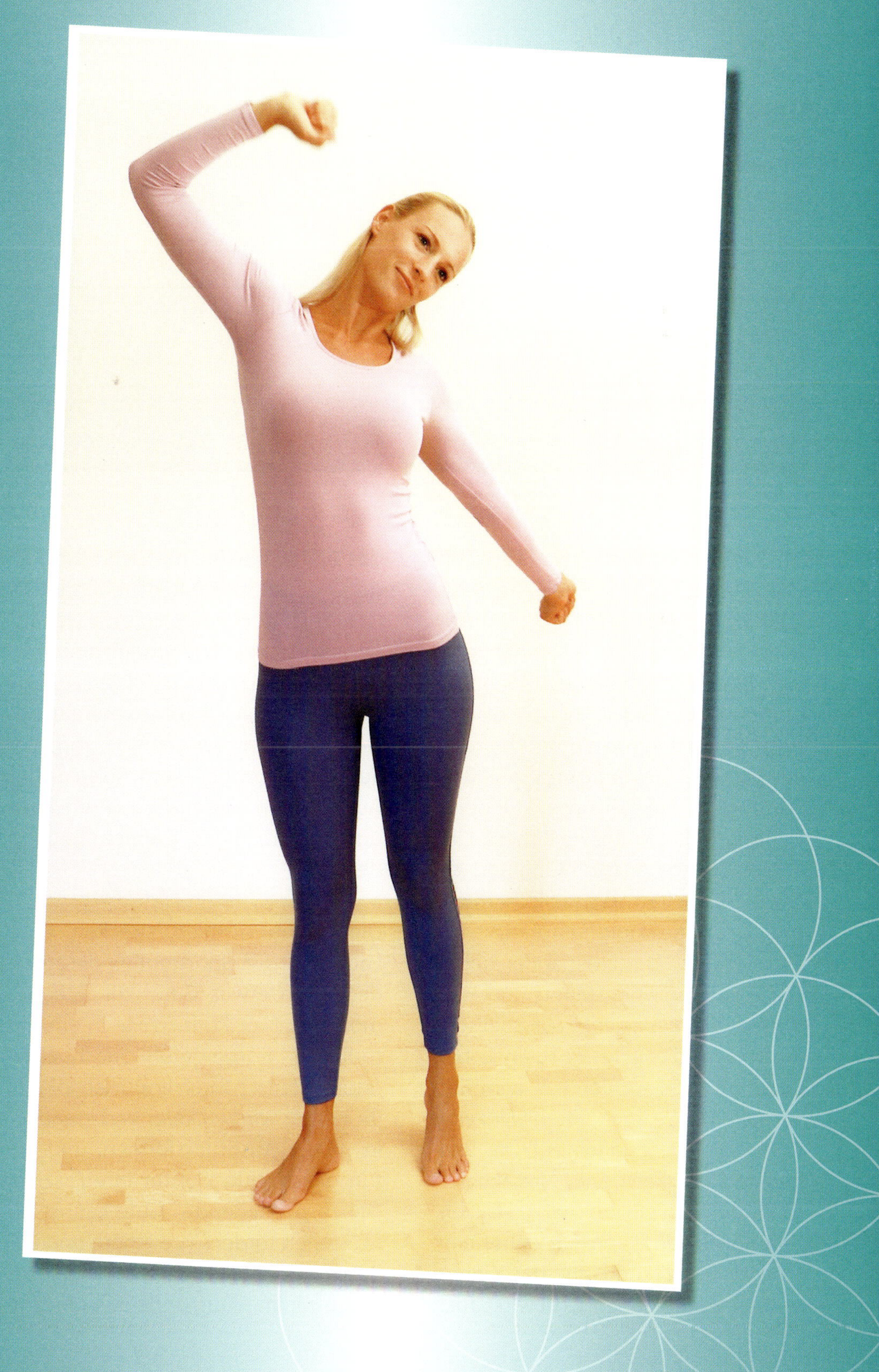

Nutzen und Heilwirkung

DIE HALTUNGEN ...

... geben Ihnen Power,
... bringen Ihren Körper und Ihren Geist in Einklang,
... sind ein ganzheitliches Muskeltraining,
... halten Ihre Faszien geschmeidig,
... unterstützen Ihren Mut und Ihr Selbstvertrauen,
... beugen Migräne vor und
... bringen gute Laune.

Um unsere Potenziale zu verwirklichen, brauchen wir eine gute Basis. Die Krone im Himmel und die Wurzeln in der Erde, heißt eine bekannte Redewendung. Die Übungen stärken das Immunsystem. Sie können Stress und Angst lösen und wie ein Antidepressivum wirken. So verrät unsere äußere Haltung als Spiegel unserer inneren Haltung viel über unsere Fitness. Eine entsprechende Ausstrahlung und Authentizität gelten als gesellschaftliche und berufliche Erfolgsfaktoren.

Das Berühren der aneinander gelegten Hände an Stirn, Mund und Herz fördert die Besinnung auf seelische Kräfte und die Achtung dem Leben gegenüber. So werden mit dem Entwickeln von Körperkraft gleichzeitig Kräfte des Geistes angeregt. Das Beugen und Strecken des Kopfes aktiviert wichtige Muskeln im Hals-, Nacken- und Kopfbereich und hat daher eine anregende Wirkung auf das Gehirn und seine Funktionen. Dort wirkt auch das Alta-Major-Tor, das sich mittig an der unteren Schädelbasis befindet. Es ist eine Öffnung, durch die die Gehirnnerven des Kopfs gebündelt hinunterführen in den relativ schmalen »Gang« der Wirbelsäule – ein bedeutender Bereich. Verkrampfungen, die von hier ausgehen, können zum Beispiel der Auslöser von Migräne sein. Aufrichten und regelmäßiges Dehnen beugen dem vor.

Die Übung »Recken, strecken, gute Laune« ist für Sportmuffel, die trotzdem gern etwas Gutes für sich tun möchten. Hier können Sie Ihrem natürlichen Körpergefühl nachgehen und spielerisch Ihren Impulsen folgen. Ihr Körper wird lockerer und kreativer in seinen Ausdrucksformen, und Sie tun gleichzeitig viel für Ihre Faszien. Der anschließende Gute-Laune-Teil im Stehen fördert Ihre innere und äußere positive Haltung. Manchmal rutschen wir im Alltag unbewusst in eine negative Konditionierung: Wenn wir den Kopf hängen lassen, den Kiefer zusammenpressen, der Brustkorb einfällt und die Schultern und Arme keine Spannung mehr haben, sinkt automatisch das Energielevel. Bei der Gewinnerhaltung sind Unterkiefer und Hals dagegen schön weit geöffnet. Dieser Bereich hat dann eine direkte Verbindung zum Bauchraum, unserem sogenannten Power-Haus. Das gibt Power und Wohlbefinden. Unterschätzen Sie auch den Zugewinn an Kraft nicht, den Sie erhalten, wenn Sie Ihre Arme und Schultern einbeziehen. Denn so können Sie positiven Einfluss auf Ihre Haltung nehmen!

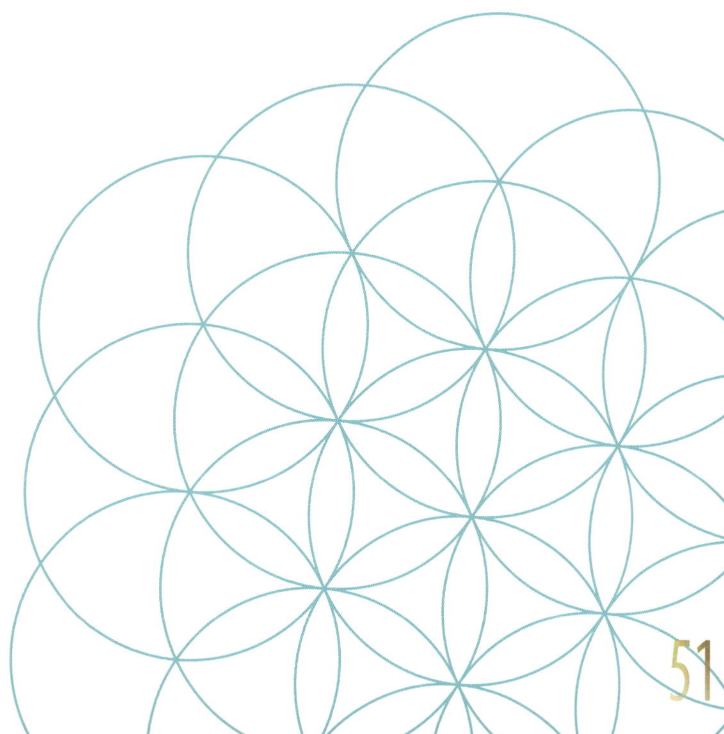

Eine Geschichte aus dem Leben von Winston Churchill

Winston Churchill, der berühmte britische Premierminister, brauchte drei Jahre, um die achte Klasse zu bestehen, da er Schwierigkeiten in Englisch hatte. Jahre später wurde er von der Oxford-Universität eingeladen, bei einer Abschlussfeier eine Rede vor Studenten zu halten. Der Junge, der die achte Klasse fast nicht bestanden hätte, sollte nun vor den Absolventen einer der angesehensten Universitäten der Welt sprechen!
Er kam mit seinem bekannten Zylinder und seinem Gehstock und schritt zum Podium. Er legte zeremoniell seinen Stock beiseite, nahm seinen Zylinder ab und platzierte ihn sorgfältig am Rednerpult. Er schaute auf das gespannte Publikum, das an seinen Lippen hing. Voller Autorität sagte er eindringlich ins Mikrofon: »Gebt niemals auf!« Atemlos wartete das Publikum auf seine nächsten Worte. Er legte eine Pause von mehreren Atemzügen ein, neigte sich zum Mikrofon und sagte: »Gebt niemals auf!« Es herrschte Totenstille, und alle warteten auf die folgenden Worte. Doch Sir Winston Churchill setzte seinen Hut auf, ergriff seinen Stock und schritt von dannen. Das war seine Rede.

Wir sind fasziniert von manchen Menschen wegen ihrer besonderen Fähigkeiten. Wir bewundern, mit welchen Talenten Kinder auf die Welt gekommen sind. Wir loben die hervorragenden Taten, die einige vollbracht haben. Aber wir dürfen nicht vergessen, dass jeder, der etwas von Wert erreicht hat, auch viel Anstrengung, Geduld und Willenskraft dafür eingesetzt hat.

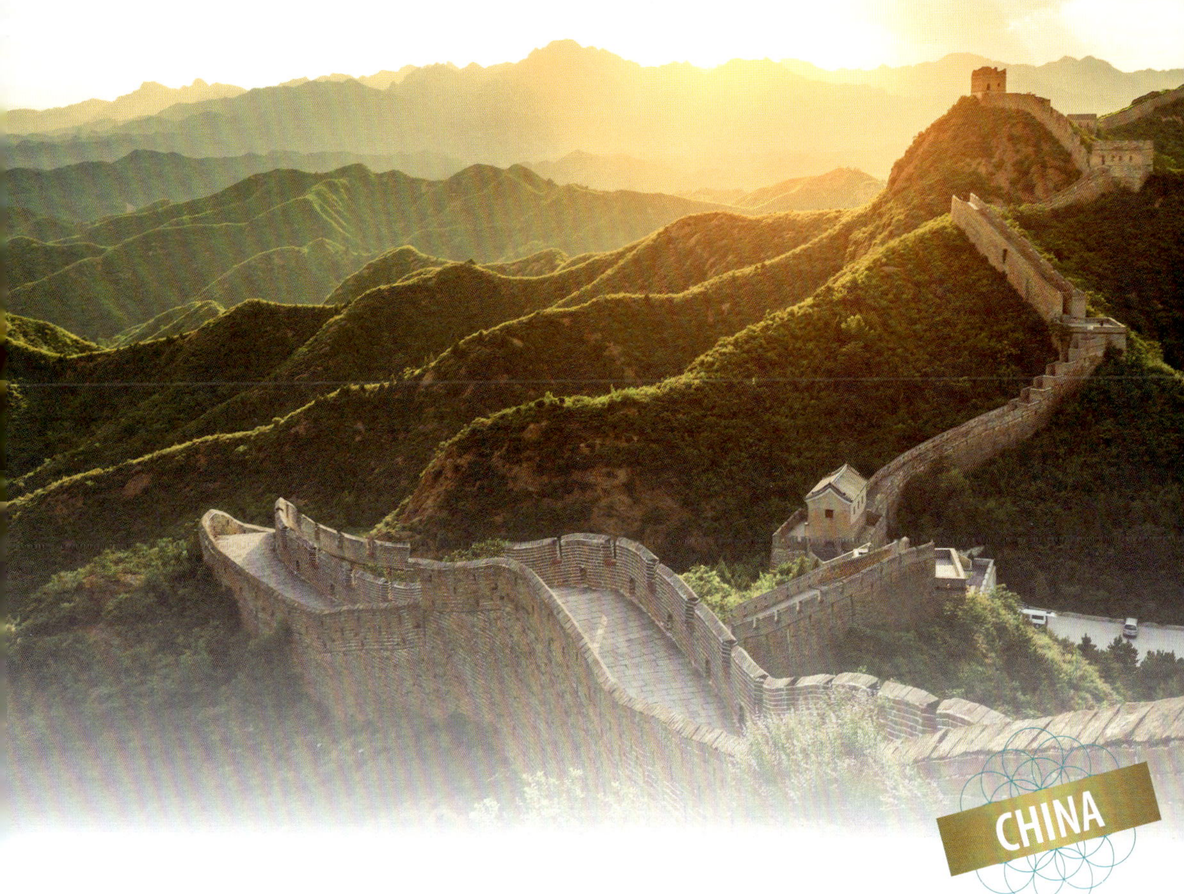

CHINA

Energiefluss und Lebensfreude

»Ganz gleich, wie beschwerlich das Gestern war, stets kannst du im Heute von Neuem beginnen.«
Buddhistische Weisheit

Der Körper hat seine eigenen Möglichkeiten, blockierte Energien zu lösen. Wahrscheinlich haben Sie schon von Tai-Chi gehört oder vielleicht selbst Erfahrung mit Qigong gemacht. Dabei handelt es sich um Heil- und Bewegungssysteme aus der chinesischen Tradition. Einfach ausgedrückt, macht man hierbei eine Reihe von Dehn- und Streckbewegungen, die die Energiebahnen (Meridiane) und Organe des Körpers stärken und harmonisieren. Das ist spannend, denn die verwendeten fließenden Bewegungen sind sehr effektiv und erfordern nicht viel Krafteinsatz.

Diese alte Tradition ist heutzutage in China wieder sehr beliebt: In Parks und auf öffentlichen Plätzen machen die Menschen morgens ihre Übungen, um gut gelaunt und fit für die Arbeit zu sein.

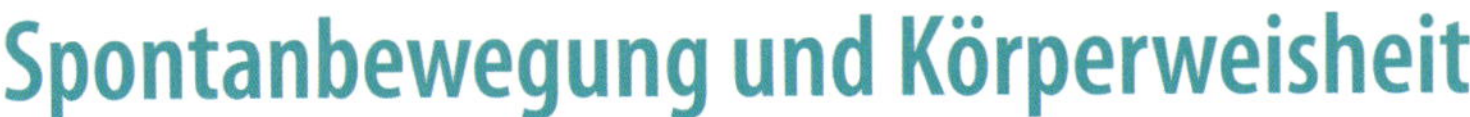

ÜBUNG

Spontanbewegung und Körperweisheit

Eine noch freiere Form von Qigong lässt den Körper seine Bewegungen selbst finden, diese nennt man Zifa Donggong. Das sind Spontanbewegungen, die der Körper durch Impulse von sich aus macht. Um das besser zu verstehen, denken Sie daran, wie Sie sich am Morgen recken und strecken. Dabei folgen Sie ebenfalls Ihren Impulsen und den Bedürfnissen des Körpers.

Unser Körper balanciert sich durch Impulse und Gefühle aus. Ob im Schlaf, am Arbeitsplatz oder in der Gegenwart anderer Menschen, wir nehmen manchmal eine Haltung ein, die den Körper oder unseren mentalen Zustand sich anspannen und verkrampfen lassen. Der Körper versucht, das wieder auszugleichen, zum Beispiel durch Bewegung, Lachen, Weinen und Ähnliches.

Was geschieht, wenn ein Kind, das sich geärgert hat, nun mit einem lauten »Bäh!« die Zunge herausstreckt? Es hat etwas Unschönes erlebt, und, anstatt es herunterzuschlucken und sich schlecht zu fühlen, drückt es seine Unzufriedenheit unmittelbar aus. Vielleicht kennen Sie aus dem Yoga die Löwenhaltung: Man streckt die Zunge weit hinaus und macht dabei ein Geräusch wie ein Löwe, der hechelnd in der Sonne liegt, und keucht einfach allen Frust hinaus. Der Körper ist die einzige Maschine, die sich selbst reparieren kann, denn unsere Lebenskraft trägt ein Streben nach Heil- und Ganzwerden in sich.

DURCHFÜHRUNG

Nehmen Sie sich eine kleine Auszeit – eine Zeit nur für sich selbst. Wenn Sie wollen, können Sie entspannende Musik hören, zum Beispiel natürliche Klänge, die Sie an Wasserrauschen erinnern. Legen Sie sich bequem hin, oder stehen Sie entspannt aufrecht. Lassen Sie sich Zeit, und fühlen Sie in sich hinein. Spüren Sie irgendwo Druck oder Spannung? Wo genau in Ihrem Körper spüren Sie das? Nehmen Sie alles wahr, ohne es zu beurteilen. Kommen Gefühle auf? Lassen Sie auch das zu: Emotionen und Gefühle wollen ausgedrückt werden.

Achten Sie darauf, ob Ihr Körper etwas tun möchte. Spüren Sie einen Bewegungsimpuls? Gehen Sie diesem einfach nach, ohne darüber nachzudenken. Vielleicht möchte sich ein Arm recken, sich Ihre Hand bewegen oder nur der kleine Finger. Folgen Sie einfach den Bewegungen, die Ihr Körper machen möchte. Wenn eine Bewegung stoppt, dann hören Sie eben damit auf. Machen Sie nicht mit Willenskraft weiter! Warten Sie, bis Sie irgendwo im Körper wieder einen Impuls verspüren. Dieser Impuls lässt dann eine neue Bewegung entstehen. Egal, wie ungewöhnlich Ihnen etwas erscheinen mag, tun Sie es. Durch die-

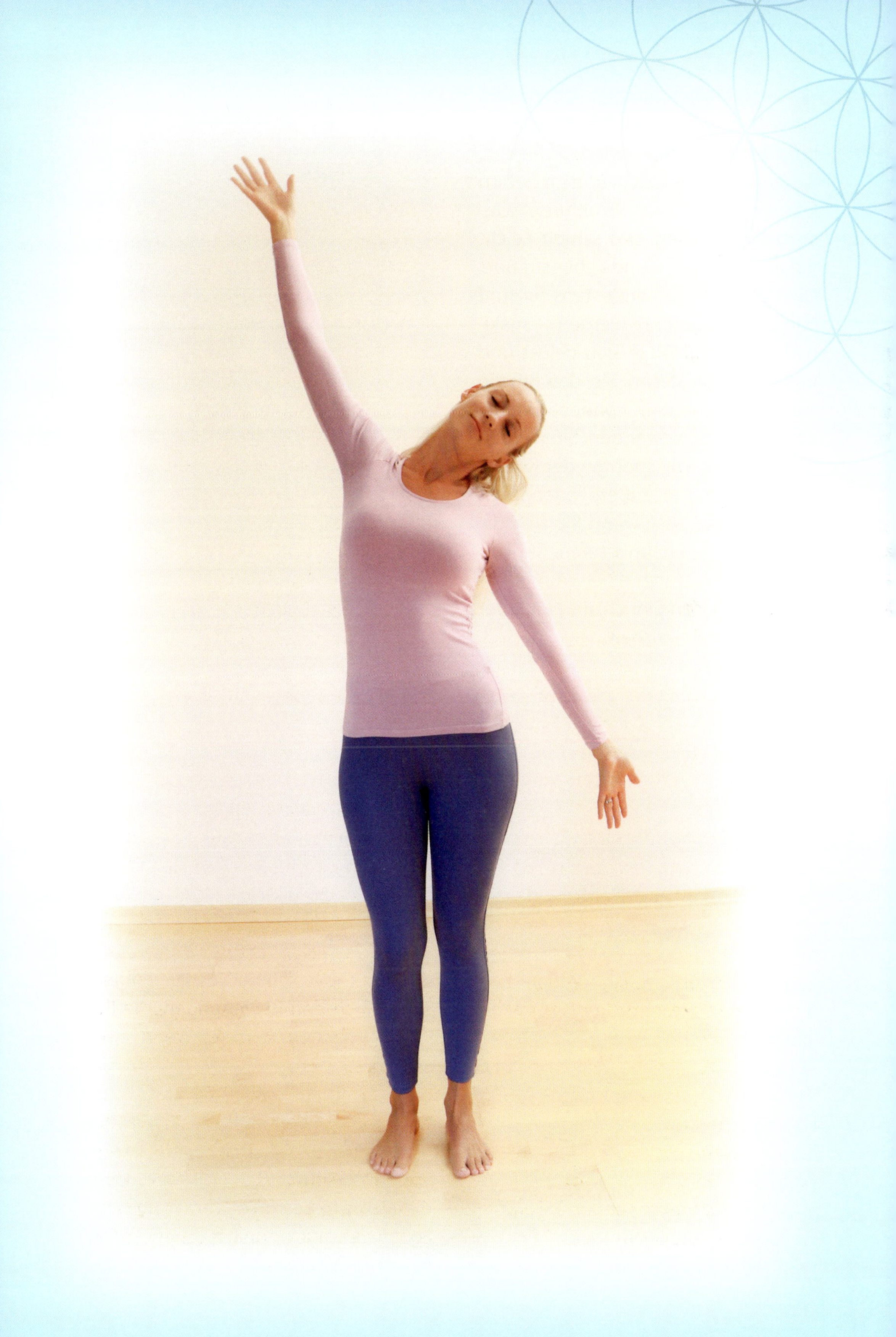

se Spontanbewegungen überlassen Sie sich Ihrer Körperweisheit. So kann blockierte Energie wieder fließen, Bahnen vernetzen sich, und im Gehirn können vergessene Strukturen wiederbelebt werden. Das schafft Leichtigkeit, gute Laune und Lebensfreude. Die Übung sollte mindestens für fünf Minuten ausgeführt werden – maximal so lange, bis Sie sich gelöst und befreit fühlen. Wenn Sie das Prinzip verstanden haben, können Sie sie auch im Alltag anwenden. Sie werden erstaunt sein, wie spontan der Körper eine zwanghafte äußere oder innere Haltung loslässt, wenn Sie sich die Übung ins Gedächtnis rufen. Sie vertrauen sich dadurch einer wunderbaren, kostenlosen Einrichtung an: Ihrer inneren Körperweisheit.

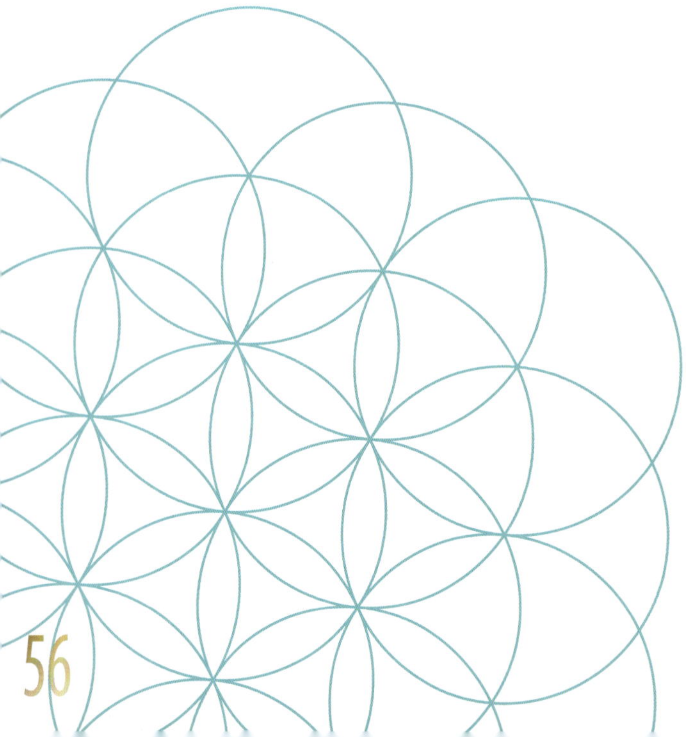

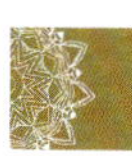

VARIATION

Freies Tanzen und spielerische Bewegung

Tanzen ist einfach! Tanzen macht Spaß. Und freies Tanzen ist spielerisch. Wie wäre es, wenn Sie einmal wieder Tanzen gehen? Einfach so, aus Freude an der Bewegung. Diese Übung ist keine Haltung an sich, jedoch so effektiv und Energie bringend, dass ich sie dennoch in dieses Buch aufgenommen habe.

Bewegung und Tanz waren schon immer besondere Ausdrucksformen. Dies zeigte sich in kultischen Tänzen und Gesängen, die das menschliche Drama und die Facetten der menschlichen Natur darstellten. In Form von Mysterienspielen wurden sie an besonderen religiösen Feiertagen zur Erbauung und Belehrung den Menschen dargeboten. Genauso werden zum Beispiel auch im klassischen indischen Tanz die verschiedenen menschlichen Emotionen wie Freude, Schmerz, Stolz, Heldenmut oder Koketterie tänzerisch dargestellt. Und der weise Hofnarr von einst ist uns heute noch als Clown erhalten. Dieser übertreibt in seinen lustigen Auftritten die komischen, allzu menschlichen Züge, in denen wir uns oft selbst wiedererkennen können.

Dieser kleine kulturelle Ausflug soll Sie ermuntern, Ihre Lebendigkeit hervorzulocken. Gönnen Sie sich ein bisschen Narrenfreiheit. Beginnen Sie da, wo Sie gerade sind. Als Beispiel: Können Sie im Moment nicht so gut gehen, dann bewegen, humpeln oder tanzen Sie damit so ungeniert, wie es gerade möglich ist. Wäre Ihnen nach Klagen und Jammern zumute, dann geben Sie dem durch Tanzen und Lamentieren einen übertriebenen Ausdruck. Empfinden Sie Übermut und Freude, drücken Sie Ihren Elan mit Leichtigkeit und Tanzen aus. Sie werden überrascht sein, was alles aus Ihnen hervorkommt. Es macht bestimmt auch Spaß, wenn Sie diese Übung mit anderen Menschen zusammen machen. Laden Sie einfach Freunde dazu ein. Wie wäre es unter dem Motto »Meditation in Action«? Viel Spaß!

DURCHFÜHRUNG

Sie können das auch zu Hause machen. Suchen Sie sich ein tolles Musikstück aus, und tanzen Sie los! Das muss nicht gut aussehen – tun Sie es einfach aus Spaß an der Bewegung. Jeder Mensch kann tanzen. Es heißt sogar, die ganze Natur tanzt: Die Blätter wirbeln im Wind, die Algen wiegen sich im Wasser, und auch die Zellen in unserem Körper schwingen und vibrieren. Wir sind nicht so solide, wie wir manchmal denken.

Seien Sie ein bisschen mutig. Lassen Sie Ihren Körper seinen eigenen kreativen Tanz erfinden. Entdecken Sie verborgene Talente in sich. Ihr Alter wird Sie dabei nicht behindern. Kleine Kinder erfahren über Bewegung das Leben, und in jedem von uns schlummert auch ein kleines Kind.

Nutzen und Heilwirkung

DIE HALTUNGEN …

… wecken Ihre Lebensfreude,
… lassen Sie kreativer mit dem Leben umgehen,
… helfen Ihnen, Muskelverspannungen aufzulösen,
… unterstützen bei der Traumaheilung,
… bieten ein Instrument zur Selbsttherapie (»Unwinding«) und
… bringen Sie in Kontakt mit Ihrem Inneren Kind.

Alles ist Schwingung, sagt die moderne Wissenschaft. Auch Materie ist letztlich Schwingung: kleinste Bewegungen, die alle miteinander in Verbindung stehen. Was unseren Körper betrifft, benötigen Gesundheit und Wohlbefinden einen freien Fluss der Lebensenergie. Stagniert dieser Fluss auf die eine oder andere Weise, entsteht Disharmonie.

Ich erinnere mich an eine junge Frau, die in Begleitung ihres Mannes wegen eines gesundheitlichen Zusammenbruchs in die Praxis kam. Sie litt unter quälenden Kopfschmerzen und einer Art Schiefhals. Wegen des starken Drucks im Kopf wurde sogar ein Tumor befürchtet, was eine Operation bedeutet hätte. Die junge Frau hatte eine recht laute, fast grobe Stimme und ein burschikoses Auftreten. Dies stand auffällig im Gegensatz zu ihrer zierlichen, kleinen Statur. Sie baute mit ihrem Mann zusammen ein Haus und hatte schon viele Eimer mit Ziegelsteinen geschleppt, wovon wohl ihr steifer Hals herrührte.
Bei der Therapie arbeiteten wir mit der Spontanbewegung, und es zeigte sich eine andere Seite an ihr, in der ein sensibles Wesen zum Vorschein kam. In Momenten der Entspannung machten ihre Arme und Hände anmutige und spielerische Bewegungen. Auch Kopf und Hals bewegten sich leicht und fließend. Bei einer Tiefenentspannung erlebte sie in einem inneren Bild, dass ihre Familie diese sensible Seite ihres Wesens gar nicht wahrnahm – wohl auch, weil sie selbst diese bei sich noch nicht wahrgenommen hatte. Für sie war es nun wichtig, im Alltag mit ihren eigenen Bedürfnissen in Kontakt zu kommen.
Ich ermutigte sie, zu lernen, mehr auf sich selbst zu achten. Durch die Entdeckung ihrer freien, spielerischen Bewegungen hatte sie einen Zugang zu ihrer Körperwahrnehmung gewonnen, den sie nun als Anker nutzen konnte. Im Laufe der Therapie ließen ihre

Kopfschmerzen allmählich nach, und die durch das viele Steineschleppen malträtierte Halswirbelsäule konnte sich ganz natürlich regenerieren. Der quälende Druck im Kopf, wegen dem sie gekommen war, löste sich ebenfalls langsam – sein Auslöser existierte nicht mehr.

Dieses Beispiel zeigt die heilsame Wirkung von Bewegungen, die spontan aus dem eigenen Körperbewusstsein entstehen. Man kann hierbei nie etwas falsch machen, denn die Impulse kommen ja aus dem Körper selbst. Auch auf der emotionalen Ebene können sich auf diese Weise festgehaltene Gefühle lösen. Die natürliche Freude, die eigentlich unser Wesen ist, kann wieder frei fließen. Das heißt nicht, dass ein notwendiger Besuch beim Arzt dadurch überflüssig wäre. Aber das Bewusstsein, dass Sie selbst die eigentliche Instanz in Ihrem Körper sind, öffnet Ihnen zusätzliche Möglichkeiten.

Das Prinzip von spontanen Körperbewegungen begegnet uns auch in der Traumaarbeit. Ein Trauma entsteht, wenn eine Gewalteinwirkung so massiv ist, dass wir keine Möglichkeit haben, darauf angemessen zu reagieren. Das kann zum Beispiel bei einem Autounfall sein, durch den eine enorme Wucht im Nervensystem stecken bleibt. So war es der Fall bei der Klientin im Kapitel »Lebensenergie aufladen wie im Orient«, die bei der Übung »Fit-for-Life« starke Zuckungen erlebte. Durch die Zuckungen wurde gespeicherte Wucht aus dem autonomen Nervensystem entlassen.

Interessant ist, dass es bei Tieren offenbar keine dauerhaften Traumata gibt. Sie haben Mechanismen, um Schocks wieder aus dem Nervensystem zu lösen. Peter A. Levine beschreibt das in seinem Buch »Trauma-Heilung«[1] anhand eines Hasen, der verfolgt und gejagt wird: Das Tier rennt unter enormer Lebensangst, die sich in seinem Nervensystem speichert. Nachdem die Gefahr vorbei ist, legt es sich hechelnd auf den Rücken in einer geschützten Ecke. Nach einiger Zeit entstehen leichte Vibrationen und Zuckungen, die sich allmählich zu abrupten Bewegungen verdichten. So entlässt das autonome Nervensystem den Schock. Die Bewegungen gehen dann allmählich wieder ins Normale über.

Das Prinzip von Entspannen und Loslassen wird auch als »Myofascial Unwinding« bezeichnet. Ich erinnere mich an einen Aufenthalt im Ashram in Indien, wo ich für den medizinischen Dienst eingeteilt war. Ich wurde zu einer älteren Dame gerufen, die heftig gestürzt war. Sie saß auf einem Stuhl, hatte ziemliche Schmerzen und wollte ihr rechtes Bein nicht bewegen. Da es sich vermutlich nicht um einen Bruch handelte, nahm ich sehr vorsichtig ihr rechtes Bein und hielt es. Bald fing das Bein an, kleine, eigenartige Bewegungen zu machen. Meine Aufgabe war es nur, den Bewegungen achtsam mit meinen Armen, die ja das Bein trugen, zu folgen. Das

1 Levine, Peter A.: Trauma-Heilung. Das Erwachen des Tigers. Unsere Fähigkeit, traumatische Erfahrungen zu transformieren. Synthesis Verlag, 1999.

tat der Frau offenbar gut, und sie entspannte sich langsam. Nach einer gewissen Zeit sagte sie, ihr Bein würde kaum noch schmerzen. Als sie dann wieder langsam anfing, zu gehen, war sie der Meinung, ich hätte ein Wunder vollbracht. Ich hatte jedoch nichts Eigenes gemacht, sondern nur dem verstauchten Bein die Möglichkeit gegeben, sich selbst von dem Schock zu lösen. Dieser Vorfall hat mich damals beeindruckt und die Wirksamkeit der Methode bestätigt.

Das Unwinding-Prinzip ist ebenfalls zur Eigenanwendung geeignet. Ein einfaches Beispiel: Sie stoßen sich schmerzhaft den rechten Finger. Umfassen Sie nun leicht mit der anderen Hand diesen Finger. Sie können nichts falsch machen. Vertrauen Sie Ihrem Körpergefühl. Meist spüren Sie bald, wie der Finger unter der liebevollen Berührung verschiedene leichte Bewegungen macht. Diesen Bewegungen folgen Sie mit Ihrer linken Hand ohne Druck. So kann das Gewebe des verletzten Fingers die Stauung wieder entlassen.

Ich hatte vor einiger Zeit einen unglücklichen Fahrradunfall. Ich fühlte mich damals wie eine Marionette, der man die Fäden gelöst hatte. Das Prinzip der Spontanbewegungen half mir, den Zugang zu meinem Körpergefühl und meiner inneren Mitte bald wiederzugewinnen. Es lohnt sich, dieses Prinzip zu verstehen und zu nutzen. Es ist von der Natur selbst abgeschaut.

Eine Geschichte über eine originelle Lösung

Auf einem Bauernhof lebte ein spitzbübischer kleiner Esel. Er spielte den anderen Tieren gern Streiche, wann immer sich eine Gelegenheit bot. Eines Abends, als er gerade auf dem Weg nach Hause war, fiel er in ein tiefes Loch. Er schrie laut, wie nur ein Esel schreien kann. Durch den Aufruhr kamen alle Tiere des Bauernhofs angelaufen. Zuerst dachten sie, der Esel würde einmal wieder einen seiner Streiche spielen. Aber bald bemerkten sie, dass er wirklich in Schwierigkeiten war. Sie überlegten, wie sie ihn aus der Grube herausholen könnten. Der kleine Esel schrie und schrie. Als er merkte, dass das nichts bewirkte, wurde er still. Da dachten die anderen Tiere, dass er nicht mehr am Leben sei.

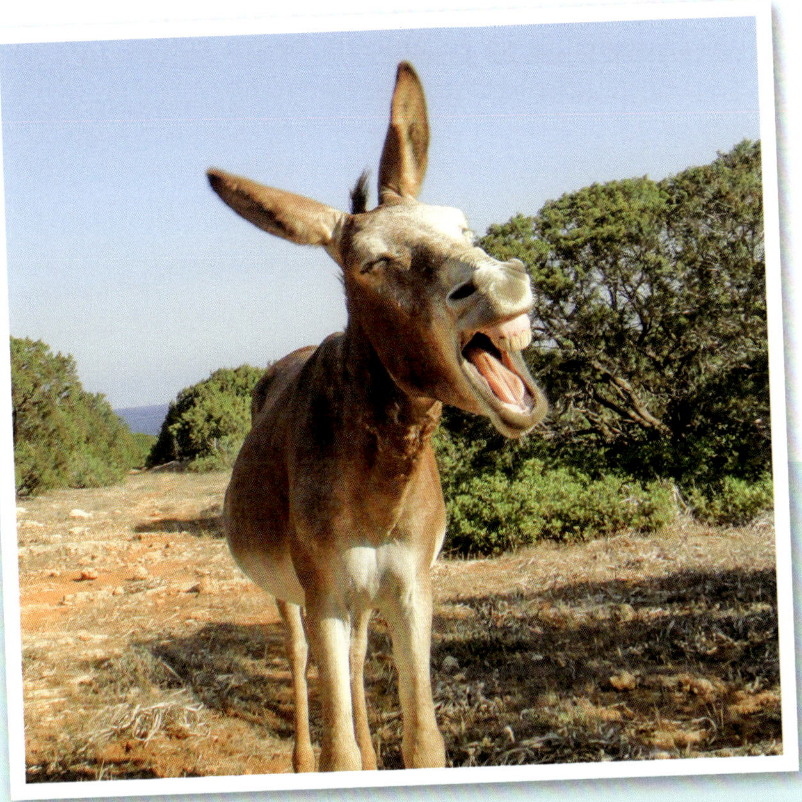

Sie beschlossen, Erde in das Loch zu werfen und ihn so zu begraben – geärgert hatte er sie ja oft genug. Und so bekam der Esel mit einem Mal eine Lage Erde ins Gesicht. »Oh, was passiert mir?«, dachte er. Da fühlte er eine zweite Ladung auf seinen Füßen und noch eine auf seinen Schultern. »Sie wollen mich begraben«, dachte er und schüttelte die Erde von seinen Schultern. Er überlegte, was er nun tun sollte, und fing an, die Erde festzutrampeln. Es kam eine Ladung Erde nach der anderen von oben, und er trampelte und trampelte. Als die Tiere dachten, dass sie genug Erde hinuntergeworfen hatten, wollten sie gehen. Aber was war das? Plötzlich schaute der Kopf des kleinen cleveren Esels vergnügt und munter aus dem Loch hervor. Er hatte die ganze Erde festgetrampelt und war damit langsam wieder in die Höhe gekommen – er hatte seine missliche Lage bestens genutzt.

Manchmal scheint es, als ob uns das Leben eine Menge Schwierigkeiten vor die Füße legt. Wie gehen wir damit um? Vertrauen, Mut und gesunder Menschenverstand lassen uns neue Wege finden und eine schwierige Situation zu unserem Besten nutzen. Das schafft Selbstvertrauen: Alles wird gut!

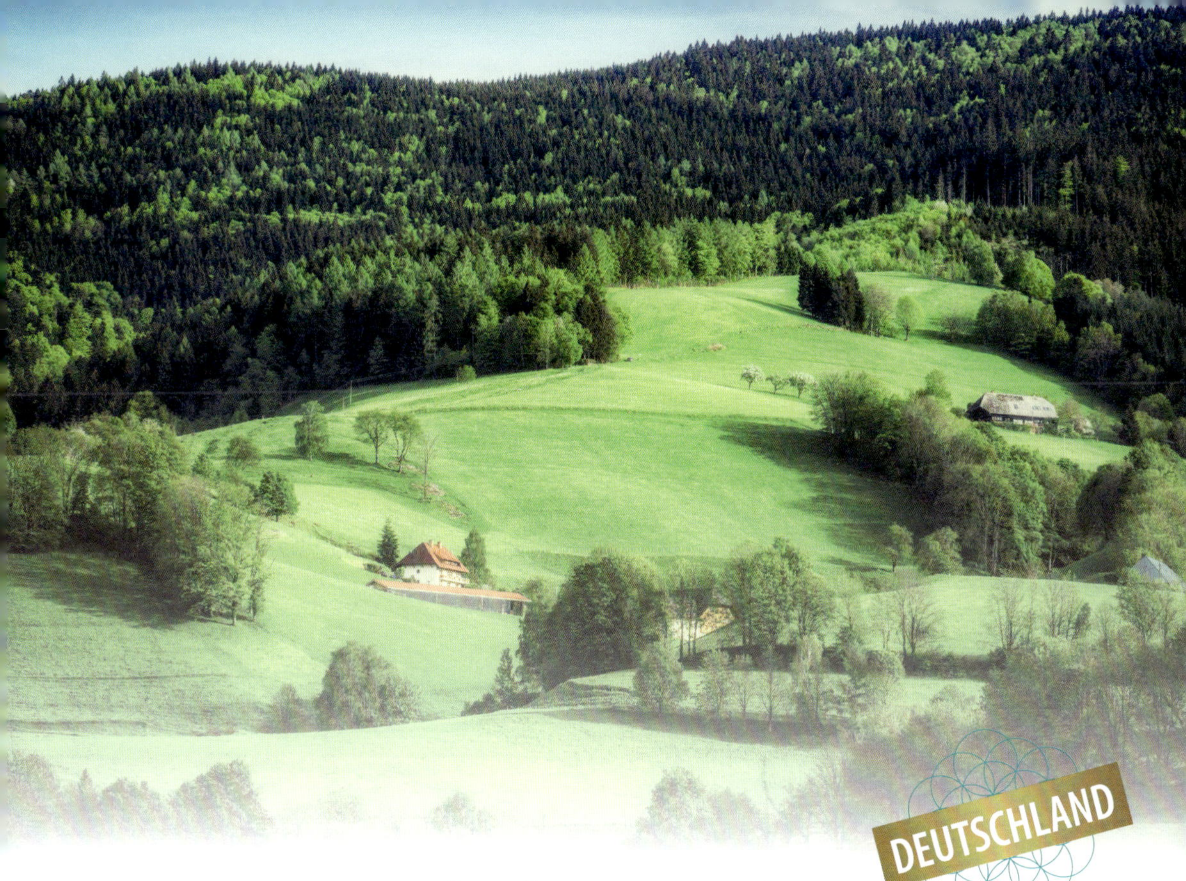

Loslassen und die Kraft aus dem Inneren

»Unser ganzes Tun auf dieser Welt hat den einen Sinn,
das Auge des Herzens zu klären,
auf dass es fähig werde, Gott zu sehen.«
Johann Wolfgang von Goethe

Vor vielen Jahren las ich eine Geschichte, die mich sehr beeindruckte. Sie stammt von dem großen deutschen Philosophen Immanuel Kant. Er berichtete von einer Frau, die bereits lange Zeit kränkelte und die in familiären Schwierigkeiten steckte. Als Kant einmal hinten in der leeren Kirche saß, sah er diese Frau hereinkommen. Sie wähnte sich allein und ging zögernd zum Altar. Plötzlich warf sie sich mit ausgebreiteten Armen der Länge nach vor dem Altar nieder. Kant hörte, dass sie laut weinte und schluchzte, und sah, dass sich ihr ganzer Körper dabei schüttelte. Nach einer Weile stand sie auf, zupfte sich ihr Kleid zurecht und ging leise aus der Kirche. Kant traf die Frau kurze Zeit später, und sie machte einen völlig gesunden und kräftigen

Eindruck. Er sprach nicht mit ihr über den Vorfall, war aber der Überzeugung, dass die reine Gebärde, mit der sie ihren Schmerz ausgedrückt hatte, ihre Heilung bewirkt hatte.
In Körperhaltungen wirken Körper und Seele zusammen. Erinnern Sie sich an das Beispiel der Gebetshaltung aus der Einleitung, dessen Wirkung ich in den verschiedenen Ausdrucksformen entdecken durfte: Es ist doch interessant, dass dieselbe Haltung in der chinesischen Kultur zur Heilwirkung und in der indischen Kultur zum täglichen Gruß gebraucht wird. Der tägliche Gruß hat sich in Indien als heilende Haltung tief in das Alltagsleben der Menschen verankert. Um diese Gebetshaltung geht es in der folgenden Übung.

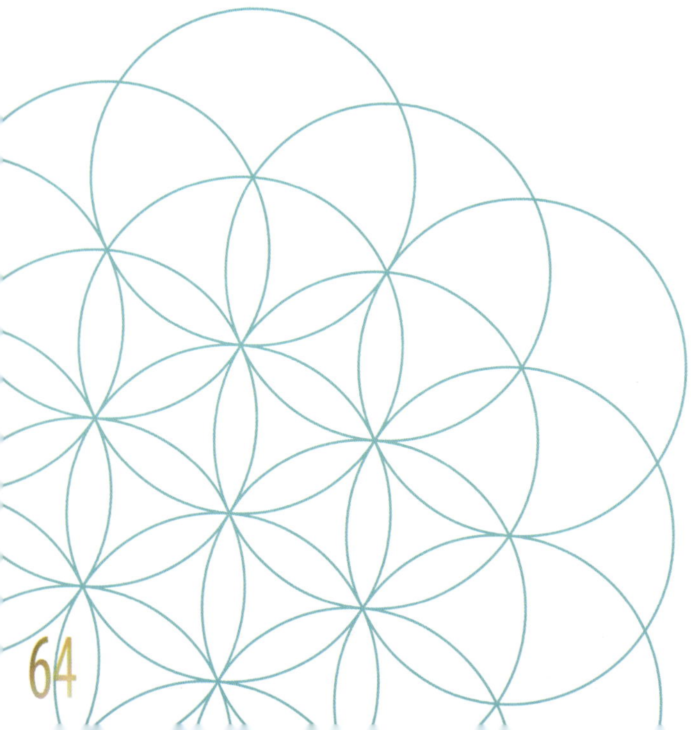

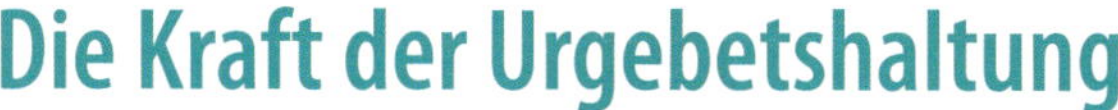

Die Kraft der Urgebetshaltung

Ich möchte eine Erfahrung mit Ihnen teilen, die ich vor vielen Jahren machte. Zu dieser Zeit hatte ich noch keine Ahnung von den natürlichen Zusammenhängen von Körper und Seele, war aber wohl bereits unbewusst auf der Suche danach. Ich las in einem Buch, dass man Gott (oder den Schöpfer, das höhere Selbst oder wie immer Sie es nennen wollen) nur über Liebe und Demut erreichen könne. Ich konnte mit dieser Aussage jedoch nicht viel anfangen und wusste auch nicht, wie ich auf diese Weise mit Gott in Verbindung kommen könnte. Das löste in mir eine niederschmetternde Hilflosigkeit aus: Ich hatte das Gefühl, dass mir diese Dinge auf immer versagt blieben. Und als ich meine eigene Hilflosigkeit erkannte, geschah plötzlich ein Umschwung: Ich fühlte eine Präsenz, eine höhere Kraft, doch nicht fremd, sondern erfüllend und warm. Diesen Zustand empfand ich als unglaublich erwacht und stimmig. Im Bemühen, dieses Gefühl zu bewahren, legte ich meine Hände aneinander. Dabei neigten sich mein Kopf und mein Nacken wie von selbst. Ich spürte, dass ich dieses Gefühl auf diese Weise besser verankern konnte. Gleichzeitig erkannte der Beobachter in mir: So beten auch die Menschen in der Kirche, es ist also eine Gebetshaltung und ich erfahre hier gerade den Sinn und den Nutzen dieser Haltung: die Sammlung der Geisteskraft.

DURCHFÜHRUNG

Nehmen Sie sich etwas Zeit, in der Sie ungestört sein können, ungefähr eine Stunde. Schaffen Sie sich einen Raum, in dem der Alltag von Ihnen abfallen kann, zum Beispiel einen bequemen Platz, an dem Sie sich mit einer Tasse Tee und ein bisschen Lektüre zum Nachdenken setzen. Nehmen Sie sich Zeit, bei sich selbst anzukommen.

Vielleicht gibt es ein Thema, das sich in Ihr Bewusstsein drängt. Das können Sie in die Übung mitnehmen. Ansonsten gehen Sie ohne Absicht in diese Übung. Falten Sie Ihre Hände, legen Sie sie leicht und natürlich vor Ihrer Brust aneinander. Wiederholen Sie einige Male die Affirmation: »Ich lasse los.« Neigen Sie Ihren Kopf ganz natürlich nach vorn, sodass er sich zu Ihren gefalteten Händen beugt. Ihren Nacken und Ihren Hinterkopf können Sie locker lassen. Wiederholen Sie innerlich noch fünfmal: »Ich lasse los.« Bleiben Sie weiter achtsam in dieser Haltung, Kopf und Nacken sind weiterhin locker. Gehen Sie Ihrem eigenen Empfinden und Rhythmus nach. Wiederholen Sie die folgende Affirmation langsam und in kleinen Abständen fünfmal: »Ich lasse los. Denn es gibt einen direkten Weg zum Licht, zur Liebe, zu Gott in mir.« Wenn Ihnen diese Affirmation zu lang ist, können Sie auch Folgendes sagen: »Ich beuge mich dem Licht und der Liebe und Gott in mir.«

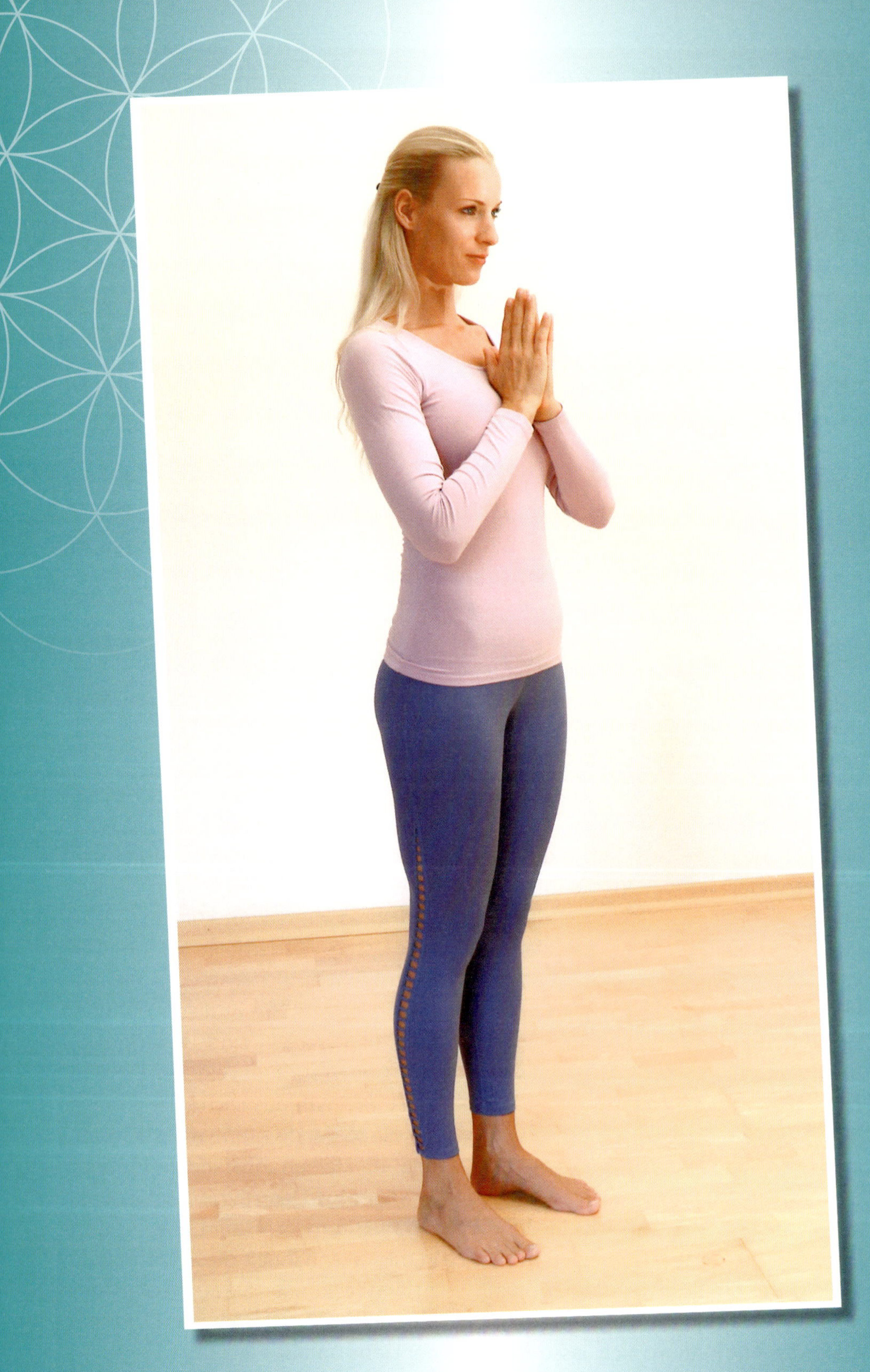

Das Loslassen ist ein Teil der Urgebetshaltung. Im Christlichen heißt es auch »Dein Wille geschehe«. Im Islam heißt es im übertragenen Sinne in einem Gebet: »Mein Wissen zählt nur wenig. Ich beuge mich vor deinem Wissen.« Beim Neigen des Kopfes empfangen wir.
Schließen Sie die Übung mit einem Dank ab. Entweder Sie machen das ganz individuell auf Ihre Weise, oder Sie nehmen eine Affirmation wie »Ich danke der höchsten Quelle, der Weisheit meiner Seele oder dem Schöpfer.«

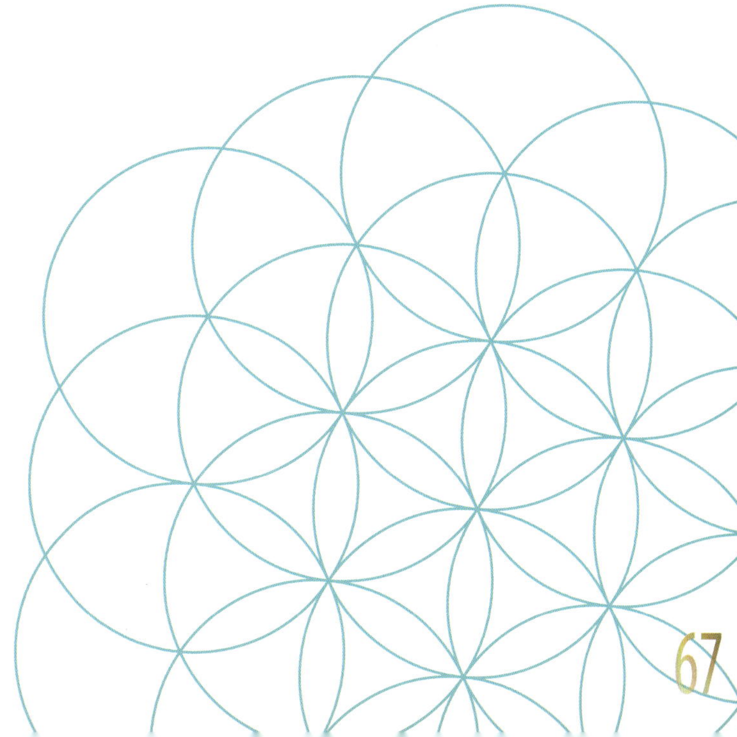

Singen als Notfallmedizin

Diese Übung fällt ebenfalls etwas aus dem Rahmen unserer Powerhaltungen. Sie ist jedoch – wie der Name schon sagt – eine gute Notfalllösung, wenn wir es auf andere Weise nicht schaffen, unsere Energie aufzuladen und unsere Stimmung zu heben.

Mit der Fähigkeit, zu singen, hat uns die Natur eine Möglichkeit gegeben, unsere Gefühle und Empfindungen in Töne umzusetzen. Wir können fröhlichen, aber auch schmerzhaften Emotionen einen Ausdruck geben. Jeder Mensch kann singen, er muss sich nur trauen. Es gibt so viele Lieder, die ganz unterschiedliche Stimmungen ausdrücken: ein Powerlied für gute Laune, ein Liebeslied fürs Herz, ein Marschlied, um für eine gemeinsame Sache zu motivieren, ein Schlaflied, um Kindern Ruhe und Geborgenheit zu geben, ein spirituelles Lied für die Seele.

Musik und Singen drücken jedoch nicht nur verschiedene Stimmungen aus – sie können auch Stimmungen erzeugen. Vielleicht kennen Sie das: Sie bräuchten eigentlich gerade ein gutes Stück Courage – aber woher nehmen und nicht stehlen? Und da summen Sie vielleicht instinktiv Ihr Lieblingslied vor sich hin, oder Sie trällern etwas, um Ihre Angst zu vertreiben. Kinder machen das noch ganz natürlich.

Im Orient, zum Beispiel in der altorientalischen Musiktherapie, die in den letzten Jahrzehnten durch den unlängst verstorbenen Professor Oruç Güvenç auch bei uns bekannt geworden ist, wird Musik bewusst zu Heilzwecken eingesetzt. Es heißt, Singen ist die Sprache des Herzens. Wie man ein Musikinstrument stimmt, so können wir uns über Singen auch selbst stimmen.

DURCHFÜHRUNG

In dieser Übung geht es um das Singen als therapeutische Erfahrung. Sie brauchen nicht viel Zeit, vielleicht eine Viertelstunde, vielleicht ein bisschen länger. Stellen Sie sich aufrecht hin, und beginnen Sie, ein Lied zu singen oder auch zu summen. Nehmen Sie das Erstbeste, das Ihnen einfällt – es kann auch etwas aus Ihrer Kindheit sein. Vielleicht haben Sie das Gefühl, dass Sie eigentlich nicht singen können oder wollen? Wenn es kein Lied oder keine Melodie ist, die Sie jetzt tönen möchten, machen Sie einfach ein Geräusch, das gerade Ihrer Stimmung entspricht: vielleicht Husten, Stöhnen oder Brummen – einfach das, was von selbst kommt. Bitte lassen Sie Ihren Verstand nicht gegen diese vermeintlich naive Aufforderung rebellieren. Hier geht es darum, dass Sie Ihre eigene, natürliche momentane Stimmung in Töne umsetzen. Wie fühlt sich das im oberen Brustraum an? Geben Sie bitte dem, was Sie dort fühlen, einen Ausdruck: Welches Lied, welcher Teil eines Liedes oder welche Melodie fällt Ihnen dazu ein? Seien Sie ein bisschen kreativ und ohne Hemmungen: Tönen Sie einfach drauflos, es muss nicht schön klingen. Eines ist wichtig: Machen Sie nicht irgendetwas, nur, um etwas zu tun. Singen oder tönen Sie das, was gerade zu Ihnen passt. Seien Sie in Kontakt mit sich selbst.

Nun wählen Sie ein neues Lied, auf das Sie jetzt Lust haben, etwas, was als Nächstes zu Ihrer Stimmung passt. Singen oder tönen Sie nach Herzenslust. Nur für Sie selbst – es hört Sie ja niemand. Und falls doch: einfach Tür und Fenster zumachen. Vielleicht ist Ihnen jetzt wieder nach einem anderen Lied zumute. Singen Sie, auch wenn Sie Lücken im Text haben – die können Sie durch Summen ausgleichen.

Es geht darum, dass Sie Ihre Stimmungen kennenlernen. Lassen Sie sich überraschen, was alles in Ihnen steckt. Über Singen können Sie Ihre Laune verbessern. Probieren Sie es unbedingt aus. Tauchen Sie ein in Ihren persönlichen Liederfundus. Wenn Sie das Prinzip verstanden haben, können Sie diese Übung zu Ihrer Unterstützung in Ihrem Alltag einsetzen. Sie können das Singen bei verschiedenen Gelegenheiten nutzen: um sich etwas von der Seele zu singen, um Freude auszudrücken, um für gute Laune bei eintöniger Hausarbeit zu sorgen, als Therapeutikum, um sich wieder in Balance zu bringen … Es klingt einfach – und das ist es auch. Dieses Potenzial ist ganz natürlich in uns vorhanden. Wir müssen es nur wieder hervorholen.

Sie können die Übung auch etwas nach Ihrem Geschmack abwandeln. Vielleicht möchten Sie lieber zuerst Ihr Lieblingslied singen oder ein besonderes Lied von einer CD mitsummen.
Ich beobachte, dass sich die Art des Singens je nach Stimmung verändert. Zuerst möchten wir uns da abholen, wo wir gerade stehen. Dann kommen andere Lieder, vielleicht dynamische, traurige oder etwas fröhlich Ausgelassenes. Die verschiedenen Stimmungen geben unterschiedliche Power. Und es ist ein Unterschied, selbst zu singen oder einfach nur Musik zu hören.

Manchmal wächst das Bedürfnis nach besinnlichen Liedern erst später. Vielleicht liegt es daran, dass sich zuerst einmal unsere unterschiedlichen Launen und Stimmungen in den Liedern ausleben müssen, bis ein inneres Gleichgewicht entsteht. Dann erst können die feineren seelischen Stimmungen zu Wort kommen. Wenn Sie in einem Chor singen, wissen Sie, welchen schönen, reichhaltigen Liederschatz unsere Kultur bereithält. Mit einem Trostlied können wir uns selbst ein Gefühl von Geborgenheit geben. Und Kirchenlieder und Volkslieder waren früher oft noch nicht so deutlich voneinander unterschieden: Als Ausdruck des Herzens waren beide der weltlichen oder auch der göttlichen Liebe geweiht. Sie lassen in uns ein Gefühl der Wärme und Hingabe entstehen.
Mantras sind heilige Silben und Klänge. Man findet sie in unterschiedlichen Kulturen. Sie werden gesungen oder rezitiert. Ein Beispiel ist die heilige Silbe »Om«, von der es in Indien heißt, dass diese Frequenz dem Weltenklang entspricht. »Om Shanti Om« bedeutet so viel wie »allumfassender Friede«. Im Islam gibt es die heilige Gebetsformel »La ilaha illallah«, was so viel heißt wie: »Es gibt nur Allah, und es gibt nichts außer Allah.« Das christliche »Halleluja« entspricht vermutlich ebenfalls einem Mantra, und auch der katholische Rosenkranz folgt diesem Prinzip. Die Worte werden in langsamen, monotonen Wiederholungen rezitiert.
Diese Monotonie lässt geschäftige Alltagsgedanken verschwinden. Aus der Hirnforschung weiß man, dass auf diese Weise die eher unruhigen, oberflächlichen Betawellen im Gehirn abklingen. Dagegen breiten sich beruhigende Alpha- oder sogar Thetawellen aus, die beim Meditieren förderlich sind. Dadurch können ganz natürlich heilende und heilige Impulse aus tieferen Schichten unseres Bewusstseins auftauchen. In den verschiedenen religiösen Kulturen hat man Musik, Singen und Rezitieren schon immer als schöne, belebende Form zur geistigen Erbauung eingesetzt.

Nutzen und Heilwirkung

DIE HALTUNGEN …

… regen Glückshormone an,
… wirken gegen Stress,
… wirken antidepressiv,
… zeigen Ihnen einen konstruktiven Umgang mit Ihren Emotionen und
… laden Sie zur Berührung mit der eigenen geistigen Tiefe ein.

Ganzheitliches Heilen ist heutzutage ein akzeptierter Begriff. Dabei werden nicht einzelne Symptome behandelt, sondern der ganze Mensch als eine Einheit von Körper, Geist und Seele. Viele wissenschaftliche Studien belegen, dass Gedanken und Gefühle einen direkten Einfluss auf unsere Organe, den Muskel- und Nervenapparat und das Drüsensystem haben.
Über das Singen können wir auf dieses feine Zusammenspiel von Körper und Seele Einfluss nehmen. Wut, Angst, Trauer und Ähnliches lassen sich so in positive Gestaltungskräfte wandeln. Beim Singen werden Glückshormone ausgeschüttet, zum Beispiel Oxytocin, das Gedächtnisprozesse und die gefühlsmäßige Bindungsfähigkeit positiv beeinflusst. Weitere antidepressive Botenstoffe wie Serotonin für Ruhe und Gelassenheit und Dopamin für Glücksgefühle regen die Lebensfreude an. Auch das Immun- und das Herz-Kreislauf-System werden gestärkt. Summen harmonisiert den Nervus vagus, einen Hirnnerv, der viele autonome Prozesse im Körper steuert, und wirkt so dem Stress entgegen. Kein Wunder also, dass Forscher des Instituts für Musikpädagogik an der Universität Frankfurt herausfanden: Singen hält deutlich gesünder als das bloße Hören von Musik.

Die Urgebetshaltung spricht eine tiefe Ebene des Vertrauens in uns an, die jenseits der Angst liegt. Das innere, vertrauensvolle Loslassen zieht von selbst eine körperliche Entspannung nach sich. Der heilige Augustinus hat es so ausgedrückt: »Unruhig ist unser Herz, bis es Ruhe findet in Gott.« Es heißt, dass der seelische Anteil in uns einer Frequenz entspricht, die im Göttlichen ihren Ursprung hat. Wenn wir mit dieser Ebene der Seele in Verbindung kommen, rührt das ein tiefes Gefühl von »Zu-Hause-Sein«, ein helles Glücksgefühl, Heiterkeit und Zuversicht in uns. Und da diese Qualitäten der Seele bereits in uns liegen, müssen wir uns im Grunde nicht anstrengen, um das zu erreichen. Eher geht es darum, entgegenstehende Eigenschaften in uns loszulassen.

Das verblüffende Zusammenspiel von Körper, Gefühlen, Gedanken und Geist konnte ich in einer besonderen Übung unmittelbar erleben. Ich machte damals eine Ausbildung in der Craniosacral-Therapie, einer subtilen, einfühlsamen Form der Körperarbeit. Eines Morgens durfte ich mich dabei in der Rolle der Patientin auf die Liege legen. Zwei Kolleginnen behandelten mich, indem sie Füße, Hände und Schultern hielten. Ich konnte mich auf das Erleben und Beobachten konzentrieren. Es war bald spürbar, wie gut die liebevolle Berührung tat – meine Anspannung fiel ab. Plötzlich fühlte ich einen Schmerz im Herzen, einen feinen Stich. Ich fragte mich innerlich, woher er kam. Die Antwort war sofort da: Ich hatte heute Morgen eine kleine Meinungsverschiedenheit mit meinem Mann gehabt. Wie aber konnte ich diesen Schmerz wieder lösen? Er ging nicht weg.
Die Beobachterin in mir suchte nach einem authentischen Ausdruck, damit sich der Schmerz auflösen konnte. In mir arbeitete es: Ich dachte an unser morgendliches Gespräch und merkte immer mehr, wie verwirrend und schwierig alles war. So viel Ungereimtes, nicht nur bei meinem Mann und mir, sondern zwischen Mann und Frau im Allgemeinen. Das war gar nicht nur das kleine Missverständnis vom Morgen, das war viel mehr – es war uferlos. Und mit einem Mal brach es innerlich in mir auf: Das kann ich nicht lösen, das habe ich auch nicht verursacht. Dieses ganze Spiel hast du gemacht – damit meinte ich Gott –, und nur du kannst es lösen. Und da kam der Ausdruck von selbst: Mein Kopf auf der Liege beugte sich nach hinten, Brust und Arme breiteten sich weit aus in einer Geste der Hilflosigkeit. Ich fühlte, dass ich damit meinen ganzen Schmerz loslassen konnte.
Nach einer Weile, in der ich so verharrte, kam aus einer tiefen Dankbarkeit heraus der Impuls, mich im Ganzen nach vorn zu Boden zu beugen. In diesem Erlebnis, das man wohl als Körpergebet bezeichnet, waren Körper und Seele vollkommen harmonisch. Danach fühlte ich mich gekräftigt, wach und ohne Schmerzen. Ich wollte nun einfach, dass die Meinungsverschiedenheit mit meinem Mann geklärt wurde und alles wieder gut war. Also rief ich ihn in der Pause an. Es war, als ob er schon darauf gewartet hatte, und wir hatten ein kurzes, liebevolles Gespräch. Am Ende brachte mir das Problem nicht nur eine wichtige Erfahrung, sondern auch eine liebevolle Lösung mit meinem Mann.

Innere Prozesse müssen natürlich nicht immer so dramatisch ablaufen, Sie haben oder entwickeln vielleicht Ihre ganz persönliche Vorgehensweise. Aber Grundprinzipien können dabei sehr hilfreich sein. Vielleicht teilen Sie auch folgende Erfahrung: Wenn sich innerlich der Knoten gelöst hat, erscheint oft eine Lösungsidee für das ursprüngliche Problem, die sich meist auch als konstruktiv und liebevoll für das Umfeld erweist. Und manchmal ist die Lösung sogar ganz einfach.

Loslassen an der Schwelle des Todes

Manchmal tauchen Fragen in uns auf, die in der Hektik des Alltags wenig Raum haben. Fragen wie diese: Wo stehe ich eigentlich? Wozu ist das alles gut? Wohin führt dieses Leben? Wir alle haben diese Fragen irgendwo in uns und suchen vielleicht nach Antworten. Menschen, die dicht an das Ende ihres Lebens gekommen sind, die plötzlich alles loslassen mussten, berichten zum Beispiel von tiefen Erkenntnissen, die sie gewonnen haben.

Auf der Frankfurter Buchmesse traf ich 1986 Stefan von Jankovich. Er hatte 1964 in der Schweiz als Beifahrer einen schweren Autounfall erlitten und den klinischen Tod überlebt. Vor seinem Autounfall war er ein erfolgreicher Architekt gewesen, der sich intensiv seiner Karriere und dem weltlichen Leben widmete. Ich hatte seine Geschichte in einem Zeitungsartikel über das noch wenig bekannte Phänomen des Nahtod-Erlebnisses gelesen. Ich freute mich also sehr darauf, ihn persönlich kennenzulernen. Bei unserer Begegnung fielen mir sofort seine warmherzige Ausstrahlung und sein tiefer Blick auf. In seinem Buch »Ich war klinisch tot« berichtet er akribisch über den

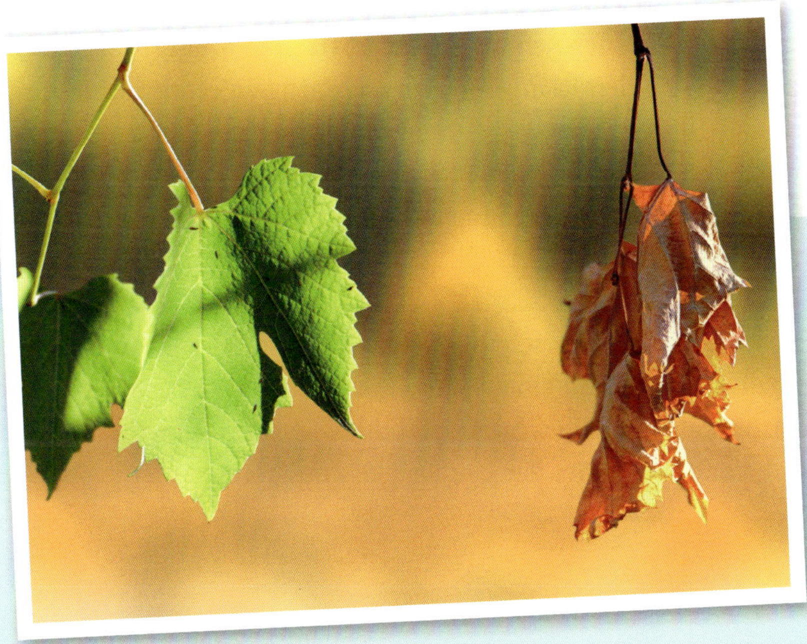

Unfallhergang und seine Erlebnisse, während er klinisch tot war. Ich möchte Ihnen hier einige besondere Auszüge daraus wiedergeben[2]:

»Mein Todeserlebnis begann sehr wahrscheinlich im Moment des Stillstandes meines Herzens. [...] Während dieser Zeit hatte ich kein Empfindungsvermögen, ich kann mich jedenfalls an nichts mehr erinnern. Das ganze Bewußtsein mitsamt dem Unterbewußtsein war völlig ausgeschaltet.« (S. 49)

»Und plötzlich kam ich wieder zu Bewußtsein. Ich fühlte mich von einem beängstigenden, bedrückenden, einengenden Zustand befreit. [...] Erleichtert nahm ich das wiedererlangte Bewußtsein wahr: ›Ich überlebte den Zusammenstoß‹ – das war mein erstes Empfinden. Doch mein ›Erwachen‹ war nicht wie erwartet, da ich sogleich deutlich spürte: JETZT STERBE ICH. Ich war sehr erstaunt darüber, daß ich das Sterben gar nicht als unangenehm empfand. Ich fürchtete mich überhaupt nicht vor dem kommenden Tod. Es war so natürlich, so selbstverständlich, daß ich jetzt im Sterben lag, und endlich diese Welt verlasse. Während meines Lebens hätte ich nie daran gedacht, daß man so schön und einfach vom Leben scheiden kann und plötzlich nicht mehr krampfhaft am Leben hängt. Die Unwissenheit über den Tod ist die Ursache dafür, daß wir so am Leben hängen.« (S. 50)

»Ich fühlte, daß ich schwebte und hörte gleichzeitig wunderschöne Klänge. Zu den Klängen nahm ich dazugehörende harmonische Formen, Bewegungen und Farben wahr. Irgendwie hatte ich das Gefühl, daß ich nicht allein war. Doch ich sah niemanden. Ein göttlicher Friede und eine noch nie wahrgenommene Harmonie erfüllten mein Bewußtsein.« (S. 51)

»Nach diesem wunderschönen Intermezzo öffnete sich der Vorhang plötzlich wieder und eine weitere Phase begann. Es war sehr merkwürdig, daß ich mich schwebend fühlte. Ja ... ich schwebte wirklich. Ich befand mich über der Unfallstelle und sah dort meinen schwer-

2 Von Jankovich, Stefan: Ich war klinisch tot: Der Tod - mein schönstes Erlebnis. 2. Auflage. Drei Eichen Verlag, 1985.

verletzten, leblosen Körper liegen [...]. Ich sah die ganze Szene gleichzeitig, von mehreren Seiten – deutlich, transparent.« (S. 53)

»Sehr merkwürdig war, daß ich nicht nur die laut gesprochenen Worte, sondern auch die Gedanken der an der Unfallstelle anwesenden Menschen wahrnehmen konnte. Eine Tessiner Frau z. B. mit einer ca. 7jährigen Tochter war sehr erschrocken, als sie plötzlich meine Leiche sah. [...] [Sie] betete in Gedanken ein ›Vater unser‹, ein ›Heilige Maria ...‹ und bat danach noch um Vergebung für die Sünden dieses verunglückten Mannes. Ich war vom selbstlosen Gebet dieser Frau tief beeindruckt und freute mich darüber. Auch fühl te ich eine liebevolle Strahlung.

Ein älterer Mann mit Schnurrbart dachte dagegen sehr negativ über mich: ›Naja, den hat's erwischt. Aber er ist sicher selber schuld. Wahrscheinlich ist er so einer, der mit seinem Sportwagen rücksichtslos durch die Gegend flitzt.‹ Ich wollte ihm von ›oben‹ zurufen: ›Hör auf mit diesem Quatsch. Ich bin nicht selbst gefahren, ich war nur Mitfahrer.‹ Ich spürte auch die negativen, bösartigen Schwingungen dieses Mannes.« (S. 54)

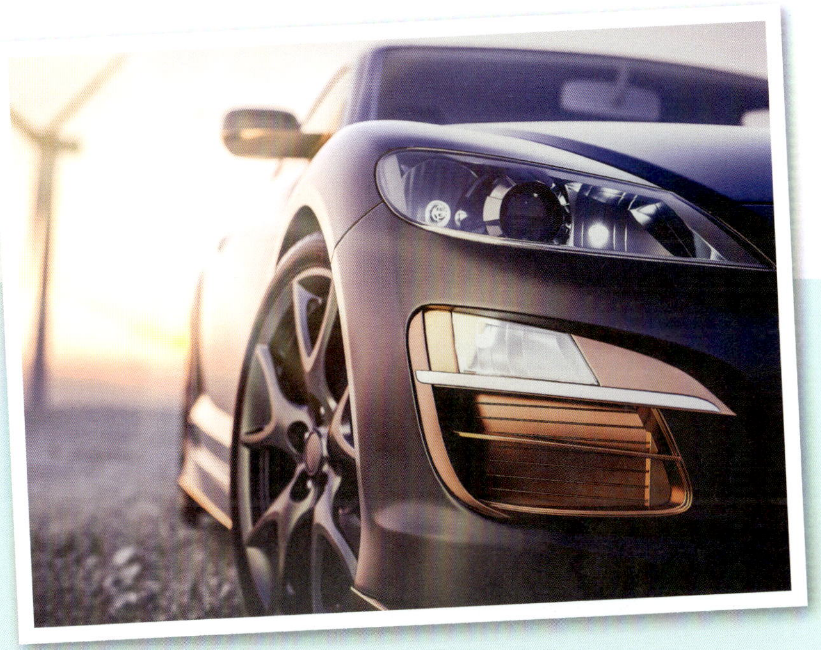

»[…] dann begann ein phantastisches vierdimensionales Theaterstück, das sich aus unzähligen Bildern zusammensetzte und Szenen aus meinem Leben wiedergab. […] Ich registrierte mit allen Sinnesorganen, was ich sah, hörte, spürte und auch, was ich dachte. Die Gedanken wurden Wirklichkeit. Meine Seele, bzw. mein Gewissen, war ein sensibles Gerät. Es wertete mein Handeln und meine Gedanken sofort aus und beurteilte mich selbst, ob diese oder jene Tat gut oder schlecht gewesen war. Gut und böse werden im Jenseits mit einem ganz anderen Maßstab gemessen […] da dort nur das allgemeine kosmische Gesetz der Liebe gilt. […] Es blieben nur diejenigen Szenen an mir haften, bei denen ich und alle Beteiligten glücklich waren; wo Harmonie nicht nur in mir selbst, sondern auch in der ganzen Umgebung herrschte, und wo alle Beteiligten sich positiv zu meinen Handlungen gestellt hatten.« (S. 57 und 58)

»Diese Kraft ist positiv, aufbauend, fördernd – auch diejenige, die in uns ist und die wir als Gottesfunke bezeichnen können. Alle diese Kräfte sind Kräfte der Liebe. In diesem Sinne ist die ganze Welt von der allumfassenden Intelligenz erdacht und durch die Kraft der Liebe verwirklicht.« (S. 99)

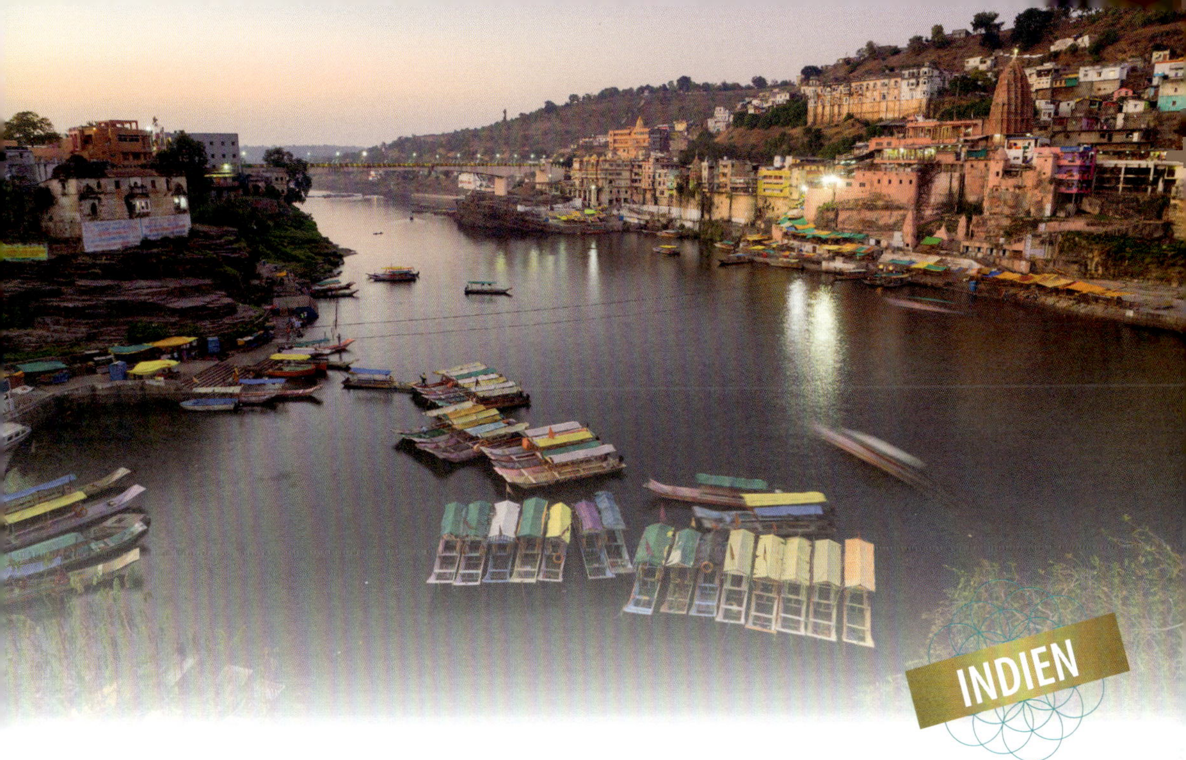

Die Entwicklung der Spirit Power

»Die Nacht ist verblasst.
Warum auch noch den Tag vergeuden.
Wach auf, werde bewusst.«
Kabir

Meditation ist heute keine geheimnisvolle, magische Entspannungsmethode mehr. Heilige, Weise und Yogis haben viel Zeit und Ausdauer darauf verwendet, um unser Potenzial als Mensch zu erforschen. Aus diesen Erfahrungen heraus entwickelten sie gangbare Wege, die auch andere nachvollziehen können. Zuweilen sind daraus Religionen hervorgegangen, wie etwa der Buddhismus. Manche Wege und Techniken sind streng strukturiert, zum Beispiel gewisse Yoga-Systeme. Meditation im eigentlichen Sinne beinhaltet keine äußeren Praktiken, wie es zum Beispiel beim Hatha Yoga der Fall ist, sondern stellt mehr den mentalen und inneren Teil des »Es« in den Vordergrund, das Sich-Versenken.

Der Mensch ist mit erstaunlichen Fähigkeiten ausgestattet. Er hat gewissermaßen eine Empfangsstation für die Spirit Power, ähnlich einem Radio, das auf einen entsprechenden Kanal eingestellt ist. Eine besondere Empfangsstation im Menschen ist das Dritte Auge, auch Sitz der Seele genannt.

Mit dem Dritten Auge ist jeder Mensch ausgestattet, obwohl es den meisten von uns nicht bewusst ist. Es ist eine Art Tor, das nicht in die Außenwelt, sondern nach innen führt. Man kennt es in verschiedenen Kulturen, so auch in der christlichen Tradition. Hier wird es manchmal als Dreieck dargestellt, umgeben von einem Strahlenkranz mit einem Auge darin. Das Dritte Auge befindet sich in der Mitte der Stirn, etwas oberhalb der Augenbrauen. Aus diesem Grund malen sich die Frauen in der indischen Tradition manchmal einen dicken, meist schwarzen Punkt auf die Stirn.
Vielleicht praktizieren Sie bereits eine Art von Meditation. Hinter diesem Begriff stehen ganz unterschiedliche Meditationsformen, Entspannungstechniken und Geistesschulungen. Es gibt die geführte Meditation, die Konzentration auf den Atem, Formen von Körper- und Gedankenwahrnehmungen und vieles mehr. Wenden wir uns hier einer spirituellen Art von Meditation zu.

Spirituelle Meditation

Wie wäre es, wenn Sie sich zur Vorbereitung auf die Übung eine kleine Oase, einen Ort der Ruhe und Einkehr in Ihrem eigenen Zuhause schaffen? Neue Gewohnheiten zu etablieren, braucht Zeit, und ein harmonisches Umfeld unterstützt Sie, regelmäßig zu meditieren.

Richten Sie sich eine kleine Ecke ein: mit einem gemütlichen Sessel, einer hübschen Grünpflanze, einer Kerze und einer kleinen Symbolfigur, die für Ruhe und Klarheit steht. Lassen Sie sich nach Ihrem Geschmack inspirieren. Sie könnten zum Beispiel ein Buch, das Sie an die Meditation erinnert, griffbereit platzieren oder eine meditative CD, die Sie unterstützt, in die Ruhe zu kommen. So entsteht Ihre kleine Meditationslounge in den eigenen vier Wänden. Diese wird Sie automatisch ans Meditieren erinnern. Und jedes Mal, wenn Sie sich dort wieder hinsetzen, in Ihr eigenes Buddhafeld, profitieren Sie von der positiven Schwingung, die durch die häufige Meditation bereits entstanden ist. Auch Ihr Umfeld wird diesem Platz wahrscheinlich mit einem gewissen Respekt begegnen. Und manchmal hat es sogar irgendwann Lust, selbst mitzumachen.

Sie werden sehen, dass wir in den folgenden beiden Übungen mit der Pharaonenhaltung arbeiten, die uns schon aus dem Kapitel »Power und Gelassenheit entwickeln wie die Pharaonen« bekannt ist. In diesem Kapitel ging es darum, mit dieser Haltung Energie, Kraft und Gelassenheit zu bekommen und das nach außen auszustrahlen. In den nachstehenden Übungen verändert sich die Wirkung der Haltung: Sie unterstützt uns, uns nach innen zu wenden, hin zu unserem tieferen Selbst.

DURCHFÜHRUNG

Nehmen Sie sich für die Übung ungefähr eine Viertelstunde Zeit. Setzen Sie sich entspannt in Ihre vorbereitete Meditationsoase, in einen Sessel oder auf einen bequemen Stuhl. Die Pharaonenhaltung ist gut geeignet, denn sie gibt Halt und ermöglicht es gleichzeitig, loszulassen. Halten Sie Ihren Kopf locker. Falls es Ihnen besser gefällt, dürfen Sie natürlich auch in einer Yogahaltung mit gekreuzten Beinen am Boden sitzen. Entspannen Sie sich, atmen Sie ein paar Mal durch, und schließen Sie die Augen. Lassen Sie alles los, alle Gedanken an die Vergangenheit und die Zukunft. Lassen Sie sich Zeit. Vielleicht bemerken Sie, dass Sie mit Ihren geschlossenen Augen immer noch etwas wahrnehmen, möglicherweise eine Dunkelheit oder eine Farbe. Diese Wahrnehmung geschieht nicht mit den äußeren Augen, sondern mit Ihrem Dritten Auge, das mittig oberhalb Ihrer Augenbrauen liegt. Wenn Gedanken kommen, lassen Sie sie einfach vorüberziehen. Sagen Sie langsam das Wort »Frieden« erst einmal laut, etwa sieben bis zehn Mal. Bleiben Sie mit Ihrer Aufmerksamkeit beim Dritten Auge. Wiederholen Sie nun innerlich das Wort »Frieden« langsam und in kleinen Abständen. Dabei nehmen Sie mit Ihrem inneren Auge den inneren Raum vor Ihnen wahr. Das leichte Neigen des Kopfes kann zur entspannten Haltung bei der Meditation beitragen. Beenden Sie die Übung, indem Sie sich innerlich bedanken.

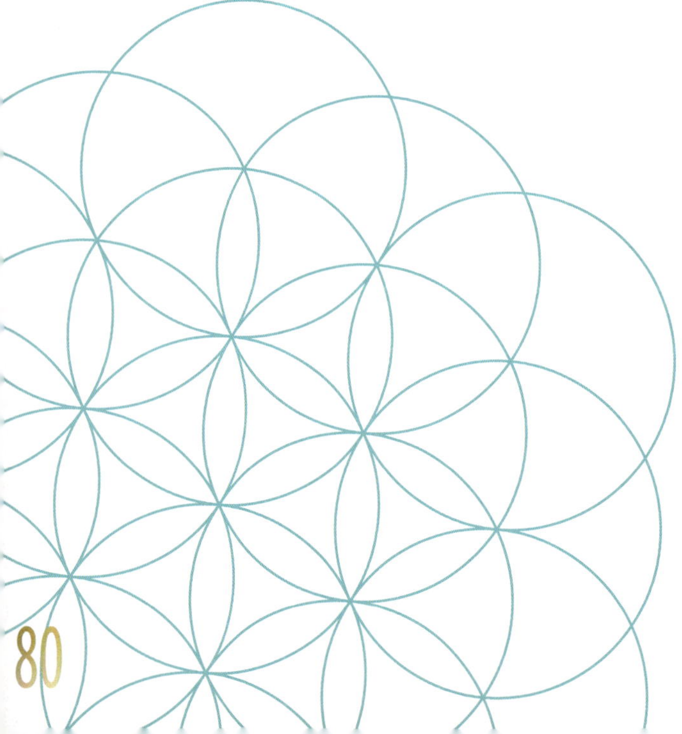

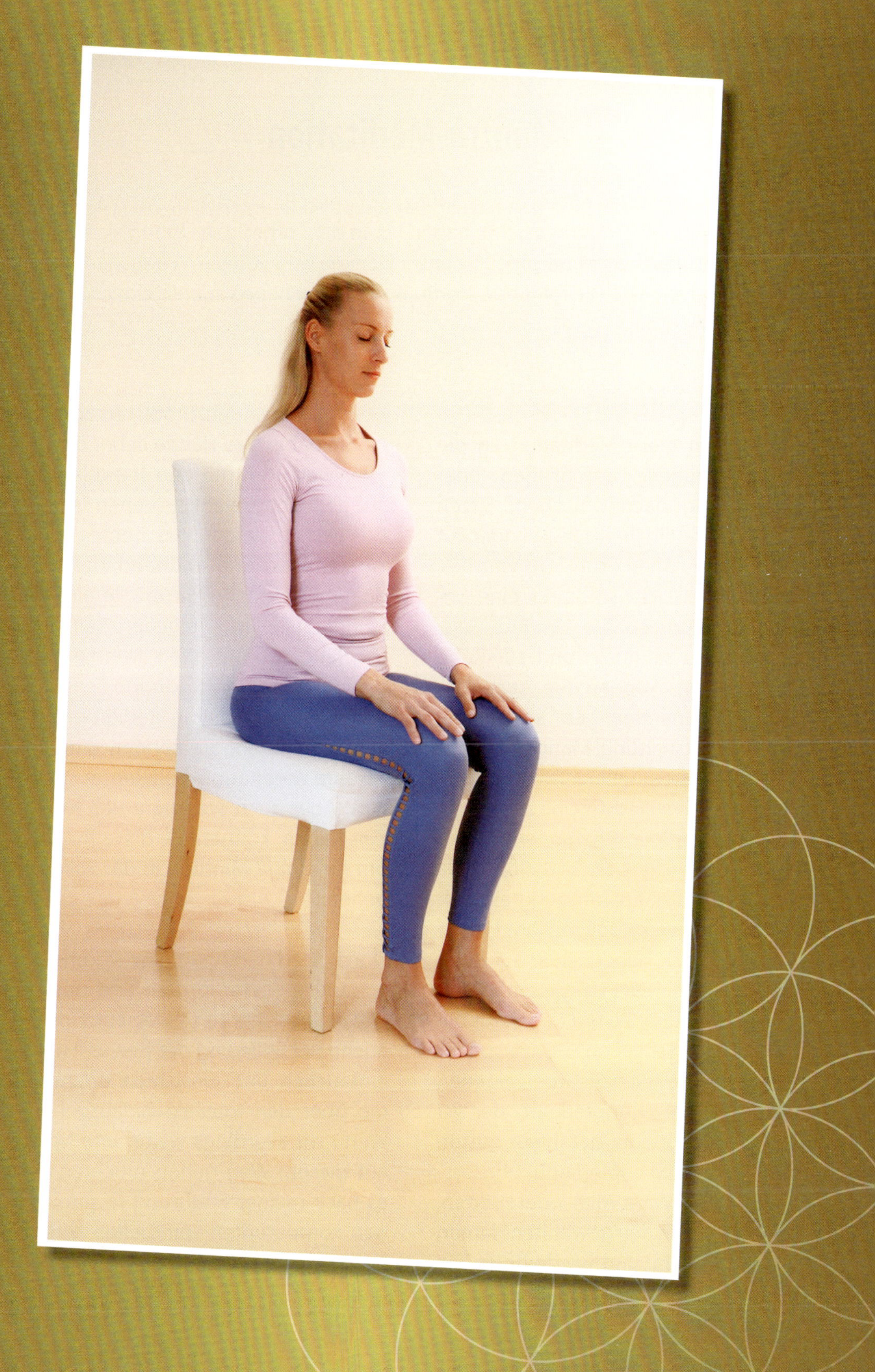

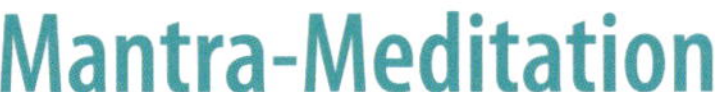

VARIATION

Mantra-Meditation

Gedanken und Worte haben einen Einfluss auf unser Bewusstsein. Das Wort »Frieden«, das in Indien »Shanti« heißt, haben wir in der vorherigen Übung als Mantra verwendet, als eine heilige Silbe, die unser Denken weg von den Alltagsgedanken und zur Ruhe lenkt. Die folgende Meditation ist eine neue Variante einer Mantra-Meditation.

DURCHFÜHRUNG

Sie können diese Meditation an die vorangegangene anschließen oder unabhängig davon machen. Sitzen Sie entspannt in Ihrem Sessel oder auf einem bequemen Stuhl. Ein warmes, gedämpftes Licht sorgt für eine angenehme Atmosphäre. Um Ihre Geisteskräfte zu sammeln und zur Ruhe zu kommen, können Sie kurz Ihre Hände aneinanderlegen, so wie bei der Urgebetshaltung. Manchmal ist es hilfreich, leise ein einfaches, besinnliches Lied/eine Liedstrophe zu singen. Die Haltung der Pharaonen eignet sich auch hier gut als Sitzhaltung, da sie ohne große Anstrengung ein aufrechtes Sitzen ermöglicht. Ihre Hände ruhen mit den Handflächen auf Ihren Oberschenkeln. Neigen Sie sanft Ihren Kopf, und bitten Sie um Segen für die Meditation. Schließen Sie entspannt Ihre Augen. Wählen Sie Ihren eigenen Bezug zu der Schöpferkraft, der Ihr Herz anspricht oder der Ihnen guttut, zum Beispiel Schöpferliebe, Christuskraft, Mutter Maria, Allah oder Frieden. Verwenden Sie den gewählten Namen wie ein Mantra, und wiederholen Sie es immer wieder langsam, liebevoll in kleinen Abständen. Probieren Sie aus, ob Sie dabei Ihre Hände lieber öffnen oder weiterhin mit den Handflächen auf den Oberschenkeln ruhen lassen. Das leichte Neigen des Kopfes kann zur Entspannung während der Meditation beitragen. Sitzen Sie einfach in der Stille Ihres eigenen Selbstes, empfangend und offen. Nehmen Sie sich dafür eine Viertelstunde Zeit, und schließen Sie dann die Meditation mit einem Dank ab. Sie können die Zeit für Ihre Meditation beliebig ausdehnen. Aber auch wenn Sie nur wenig Zeit haben, können Sie diese nutzen, um für einige Minuten in die Stille zu gehen.

Durch Meditieren können wir unsere spirituelle Power fördern und unsere Seele täglich nähren. Es lässt uns in Bereiche der Stille und des Bewusstseins eintauchen und Einsichten erfahren, die über den Intellekt hinausgehen. Wenn wir allerdings weiter und tiefer auf diesem Weg gehen möchten, ist es nach meiner Erfahrung ratsam, einen kompetenten spirituellen Lehrer beziehungsweise Meister zur Hilfe zu haben.

Nutzen und Heilwirkung

DIE HALTUNGEN …

… unterstützen Ihre Konzentration,
… aktivieren Ihre Selbstheilungskräfte,
… stabilisieren Ihre Psyche,
… unterstützen Gelassenheit und Ruhe,
… fördern Ihre Spirit Power und
… lassen Sie in tiefere Bereiche der Stille und Ihres Bewusstseins eintauchen.

Werfen wir einen Blick auf den Hintergrund der Meditation. Die großen Heiligen und Mystiker beschrieben den Ursprung aller Schöpfung als Strom von Licht und Klang, Liebe und Bewusstheit. Die alten Griechen nannten diese Kraft »lógos«, was so viel wie »Wort« heißt, aber auch »Sinn« oder »Wirklichkeit«. In der Bibel wird die Schöpferkraft auch als »Wort« bezeichnet: Im Johannesevangelium heißt es: »Am Anfang war das Wort, und das Wort war bei Gott, und Gott war das Wort.« Ist es nicht verblüffend, dass es ein ähnliches Zitat in den Veden, den heiligen Schriften der Inder, gibt, die Jahrtausende älter sind als das Neue Testament? »Am Anfang war Prajapati (der Schöpfer), mit ihm war Vak (das Wort). Und das Wort war wahrlich der höchste Schöpfer.«
Die heutige Wissenschaft nähert sich den Aussagen, die Heilige und Mystiker schon vor Tausenden von Jahren gemacht haben: Die Welt besteht in ihrem innersten Kern nicht aus Materie, sondern aus Schwingung. Die Hauptaussage von Max Planck, Begründer der Quantenphysik und Nobelpreisträger, lautet: »Es gibt keine Materie, sondern nur ein Gewebe von Energien, dem durch intelligenten Geist Form gegeben wurde. Dieser Geist ist der Urgrund aller Materie.«

Heute steht uns eine Fülle von Studien zur Meditation zur Verfügung. Der »Focus« berichtet zum Beispiel Folgendes: An der University of Wisconsin wurden bei buddhistischen Mönchen, die man mit modernsten Verfahren untersuchte, besondere Gehirnaktivitäten entdeckt. Ein kleiner Teil der linken Hirnrinde direkt hinter der Stirn war deutlich aktiver als bei nicht meditierenden Versuchspersonen. Dieser linke Frontallappen steht in Zusammenhang mit positiven Gefühlen, mit Enthusiasmus und guter Laune. Auch wurden nachweisbare positive Effekte auf das Immunsystem verzeichnet.

2005 entdeckte ein Team um die Harvard-Forscherin Sara Lazar bei erfahrenen Meditierenden in den Gehirnregionen für Aufmerksamkeit und Sinneswahrnehmung viel mehr Nervenschaltungen. Am deutlichsten waren die Ergebnisse bei älteren Probanden. »Wahrscheinlich wirkt regelmäßige Meditation einer altersbedingten Ausdünnung der Hirnrinde entgegen«, meint der Psychologe Ulrich Ott vom Bender Institute of Neuroimaging an der Universität Gießen. Meditieren könne eine Art Schutzwall gegen Demenz sein.

Dr. med. Andreas Michalsen, Professor für klinische Naturheilkunde an der Charité Berlin, erklärt, dass Meditation im Gehirn positiv auf die Bereiche wirke, die für Lernen, Emotionen und perspektivisches Denken zuständig sind. Die Energie, die wir bei der Meditation entwickeln, könne zur Verbesserung unserer Konzentration beitragen.

Über die Meditation am Dritten Auge findet vermutlich auch eine Aktivierung der Zirbeldrüse statt. Es ist eine kleine, einflussreiche Drüse im Zentrum des Gehirns, die zum Beispiel das Hormon Melatonin produziert, das als Schlafhormon bezeichnet wird und unsere innere Uhr steuert. Die Zirbeldrüse wird außerdem mit Intuition und spiritueller Entwicklung in Verbindung gebracht.

Meine Geschichte

Das Leben selbst schreibt zuweilen die spannendsten Geschichten. Gewiss haben Sie auch eine Geschichte zu erzählen. Hier nun darf ich ein bisschen von meiner Geschichte mit Ihnen teilen. Diese, sagen wir einmal, Entwicklungsgeschichte begann mit einem besonderen Erlebnis. Ich befand mich damals nicht gerade in einer gehobenen Stimmung. In einem Moment der Trostlosigkeit beobachtete ich den Himmel und bemerkte, wie sich das Licht der Sonne plötzlich spiralförmig durch die verhangene Wolkendecke hindurchschraubte. Ein Strahl davon traf mich, was sich so hoffnungsvoll und zugleich erhebend anfühlte, dass ich unendlich glücklich war. Wie kann ich dies beschreiben? Diese Strahlung konnte man eigentlich nur mit einem Wort ausdrücken: Liebe.

Es war ein ergreifendes Erlebnis, das eine einmalige Erfahrung blieb. Ich begann, mich für Meditation zu interessieren, denn ich hoffte, dadurch weiteren Zugang zu meiner Erfahrung zu erhalten, und las Bücher über den Sinn des Lebens. Ich entdeckte ein Buch, das mir sehr seltsam vorkam. Darin war von einem Schöpfungsprinzip

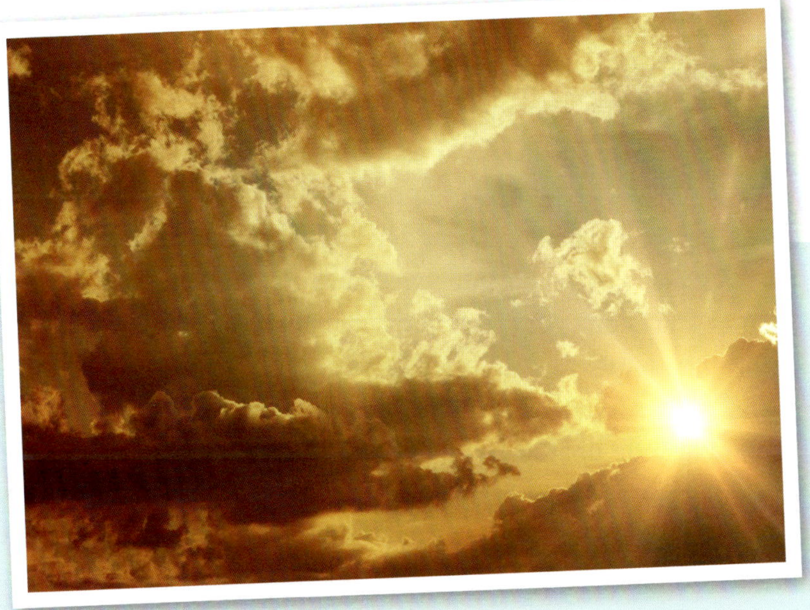

die Rede, einer Art Seelenstrom von Licht und Klang, zu dem es im Menschen, also in jedem von uns, eine direkte Verbindung gebe. Außerdem stand dort, dass es zu allen Zeiten Heilige und Meister gegeben habe – und immer noch gebe –, die den Menschen die höheren Wahrheiten nahebringen. Das zu lesen, fand ich unglaublich und außergewöhnlich. Ich hatte das Gefühl, dass es das größte Seemannsgarn war, das ich je gehört hatte. Oder könnte es vielleicht die Wahrheit sein? Mein Verstand sagte mir, dass man sich so wie der Autor eigentlich nicht ausdrückt, wenn man fantasiert. Es klang eher wie eine nüchterne Beschreibung, allerdings von Dingen, von denen ich keine Ahnung hatte.

Ich lernte eine Gruppe kennen, die auf das innere Licht und den inneren Klang meditierte, und erlernte diese Meditationstechnik dort. Einmal geschah während der Meditation etwas Ungewöhnliches: Als ich die Augen schloss, meinte ich, dass mich etwas unmittelbar anstrahlte. Ein Strom von Liebe traf mich hinter den geschlossenen Augen. Ich spürte ein so tiefes Vertrauen, dass ich sogleich in Tränen ausbrach. Ich hatte so etwas noch nie erlebt. Ich fing nun an, regelmäßiger zu meditieren, ernährte mich bewusster und ging wacher mit meinem Leben um. Irgendwann hatte ich den Wunsch, nach Indien zu fahren. Es hatte nichts mit Abenteuerlust zu tun – da würde ich mir etwas anderes aussuchen. Der Wunsch kam tief aus meiner Seele.

Indien selbst war Überraschung pur für mich: Frühling, Heiterkeit und Chaos lagen in der Luft. Im Ashram, in dem dieser Meditationsweg unter der spirituellen Leitung von Sant Darshan Singh Ji Maharaj praktiziert wurde, war es jedoch angenehm freundlich und ruhig. Die Menschen dort waren nett und rücksichtsvoll. Etwas war anders hier, etwas Feines lag in der Luft. Wir wohnten im Ashram und bekamen dort auch gutes vegetarisches Essen. Ein Meditationsraum stand uns zur Verfügung, der für mich eine wunderbare Atmosphäre hatte. Es gab eine Kantine, eine homöopathische und eine kleine ayurvedische medizinische Einrichtung. Man konnte sich im Gelände überall frei bewegen. Wir waren damals nur etwa fünfundzwanzig Besucher aus dem Westen, vor allem Amerikaner, einige Deutsche und ein paar Engländer und Franzosen. Die Inder, die dort wohnten, waren sehr hilfsbereit und versorgten uns.

Wenn der Meister kam, strömten die Bewohner aus allen Richtungen herbei – auch ich. Eine feine, erhebende Ausstrahlung ging von ihm aus. Wenn ich mich anschließend zur Meditation setzte, ging das meist besonders gut. Ich beobachtete auch, wie viel Respekt und Hingabe die Inder Sant Darshan Singh Ji Maharaj entgegenbrachten. Ich dachte mir damals, so muss es zu Jesu Zeiten gewesen sein. Einmal kam mir ein fast empörter Gedanke: Und uns hat man immer erzählt, dass niemand wisse, was wirklich ist – es habe doch noch niemand hinter den Vorhang geschaut. Das stimmte gar nicht. Ich erlebte hier, dass es sehr wohl eine innere Wirklichkeit gibt. Ich wurde damals eingeweiht in den Yoga-Weg von Licht und Klang – und gehe ihn seitdem, so gut ich kann, mit großer Dankbarkeit.

Ich fühlte mich gesegnet, getragen, die Tore der Spiritualität hatten sich in mir geöffnet. Ich bekam meinen Alltag und meine Familie in Verbindung mit meiner neu entdeckten Spiritualität irgendwie geregelt und fand auch immer wieder Hilfe. Es gab zum Beispiel eine nette Gemeinschaft, mit der ich mich regelmäßig zur Meditation treffen konnte. Die Meditation gab mir Kraft und ein Gefühl tiefer innerer Verbundenheit. Ich lernte auch, wie wichtig die Regeln der Achtsamkeit sind, sodass ich in meiner Ehe und in meinem ganzen Leben liebevoller und geduldiger wurde. Eine schöne Entwicklung war, dass meine Familie sich mit der Zeit ebenfalls für diese Fragen interessierte. Sie fing an, zu meditieren: mein Mann, meine Mutter und dann auch meine Tochter. Das machte vieles noch schöner – wir teilen seither noch eine andere, tiefere Ebene miteinander. Nach und nach wurden mir meine eigenen Unzulänglichkeiten bewusster. Ich fing an, mich nach Unterstützung umzusehen, um Körper, Emotionen und Spiritualität besser in Einklang zu bringen. Es sollte jedoch einfach sein und sich ohne großen Aufwand in den Alltag integrieren lassen.

Als ich mich auf die Suche nach Unterstützung machte, war bald klar, dass ich mit diesem Bedürfnis nicht allein war. Es gibt eine ganze Menge Traditionen, die den Einklang von Körper und Geist anstreben: Hatha-Yoga in Indien, Tai-Chi und Qigong in China, Achtsamkeit im Buddhismus. Auch in unserer westlichen Tradition sind diese Elemente zu finden. Ich sammelte praktische Erfahrungen und studierte dabei fasziniert die Zusammenhänge. Besonders in der Sufi-Tradition aus dem Islam erlebte ich hilfreiche Einsichten: Traditionelle Kulturen, die sich aus dem Leben heraus entwickelt haben und in denen die seelische Ebene einen natürlichen Platz einnimmt, haben viele Gemeinsamkeiten. Die für mich überraschendste Einsicht war folgende: Es gibt offensichtlich in den unterschiedlichen Traditionen Grundbausteine, die sich, auf einen einfachen Nenner gebracht, nicht nur in einer gesunden Lebensführung, sondern auch in besonderen Körperhaltungen und Geistesübungen, wie eben auch in der Meditation, ausdrücken können, die noch heute lebendig sind. Diese Haltungen sind verblüffend einfach und höchst effektiv.

Um diese Entdeckung weiter zu untersuchen und zu untermauern, machte ich eine Ausbildung zur Heilpraktikerin und absolvierte weitere Ausbildungen unter anderem in Traditioneller Chinesischer Medizin und craniosacraler Körpertherapie. Außerdem hatte ich die Möglichkeit, mehrere Jahre an einem Institut für transpersonale Psychotherapie zu arbeiten. Diese Erfahrungen unterstützten und bestätigten mein ganzheitliches Verständnis vom Menschen.

DIE SIEBEN ENERGIESCHLÜSSEL für jeden Tag der Woche

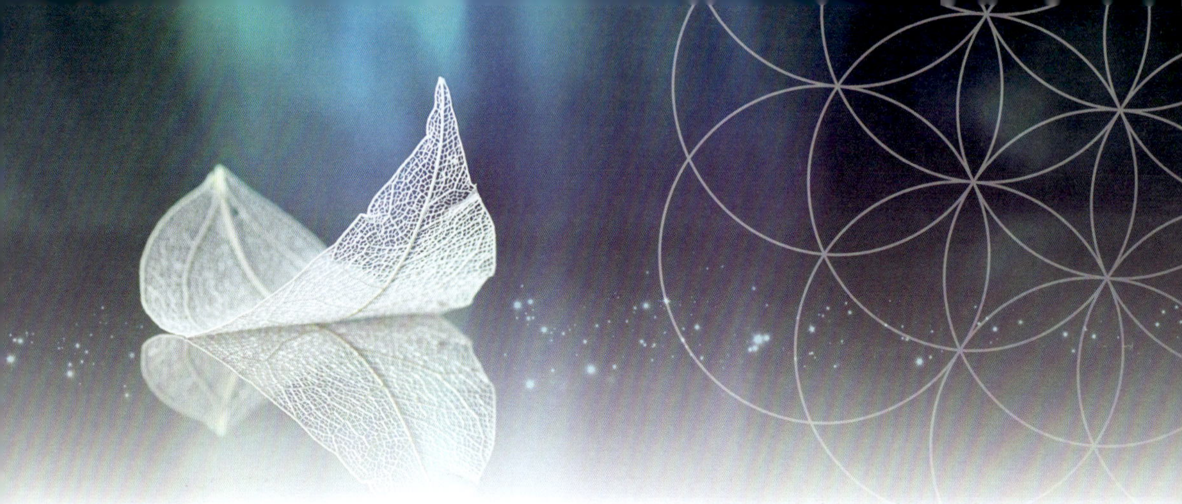

Wir gehen in den folgenden Kapiteln von der üblichen Werktagswoche aus. Wenn Sie zu den Freiberuflern, den Wochenend- oder Schichtarbeitern gehören, wählen Sie bitte die Themen, die zu Ihrem Ablauf passen.

Schon wieder Montag

Ich wünsche Ihnen einen guten Start in die neue Woche! Der Montag ist bei vielen Menschen ziemlich unbeliebt. Geht es Ihnen auch so?

Der Montag hat seinen Namen vom Mond erhalten. Das ging von den Babyloniern aus, die die Wochentage nach Himmelskörpern und Planeten benannten, die für sie Götter waren. Viele nachfolgende Kulturen haben diese Namen übernommen.

Dem Mond sagen wir oft nach, eine gewisse Launenhaftigkeit zu bewirken. Das hat vermutlich mit seinem häufigen Wechsel zu tun – dem wir ständig ausgesetzt sind: dem Rhythmus der Gezeiten, dem Wechsel von Tag und Nacht, von Gedanken und Gefühlen. Es ist ein Kommen und Gehen. Auch das Wochenende kommt und geht. Schon ist es wieder vorbei, und der Alltag beginnt. Und das nächste Wochenende ist noch weit weg. Jetzt sind wieder Motivation und Zeiteinteilung gefragt. Manchmal gilt es auch, nach einem faulen Wochenende dem Alltag erst einmal wieder Struktur zu geben. Es hilft nichts, als Heldin oder Held des Alltags müssen wir uns zusammenraffen und uns auf das konzentrieren, was jetzt ansteht. Was wird die neue Woche bringen?

Nach einem stressigen Arbeitstag kann Ihnen da die »Haltung der Pharaonen« wieder Ausgeglichenheit bringen. Wenn Sie sich schlapp fühlen und der Stimmungspegel unten ist, kann diese Übung Sie erfrischen und wieder aufrichten. Die »Haltung der Pharaonen« vereint Power und Gelassenheit und kann Ihnen helfen, im Alltag immer wieder in Ihre eigene Präsenz zu kommen. Und sei es nur für einen kurzen Augenblick, nur für einen Moment. Das verankert Sie im Hier und Jetzt.

AFFIRMATIONEN UND REFLEXION ZUM MONTAG

Im Folgenden erhalten Sie Affirmationen, die Sie sich am besten morgens ansehen und aus denen Sie sich das Passende für den Tag heraussuchen. Rufen Sie sich diese im Laufe des Tages immer wieder ins Gedächtnis. Den Fragen zur Reflexion widmen Sie sich dann abends, wenn der Tag vorbei ist. Zuerst einmal möchte ich Ihnen einen Lichtblick für den Tag geben: Im Fluss des Alltags gibt es viele Wellen. Und es gibt immer wieder kleine Wogen der Freude, der Liebe, der Chancen. Nehmen Sie sie wahr, erfreuen Sie sich daran, genießen Sie die Momente. Aber halten Sie sie nicht fest.
Freunden Sie sich damit an, dass wieder Montag ist, nehmen Sie den gegenwärtigen Augenblick einfach an. Das Abschweifen in die Vergangenheit lässt Sie nicht im Hier und Jetzt ankommen. Auch das Verweilen in Sorgen um die Zukunft bringt Ihnen überhaupt nichts.

Richten Sie Ihre Aufmerksamkeit ganz auf das, was Sie gerade tun. Eine Sache zu einer Zeit, diese Empfehlung ist uralt und immer noch aktuell. Sie kennen sicher auch das befriedigende Gefühl, eine anstehende Arbeit oder ein Vorhaben in Angriff zu nehmen. Diese Zufriedenheit macht wiederum Mut für den nächsten Schritt, selbst wenn er noch so klein ist. Das lässt uns konzentriert und im gegenwärtigen Augenblick handeln.

Zudem gibt es Pausen, Unterbrechungen im Alltag, kleine Ruhephasen. Doch wirklich abschalten tun wir auch dabei oft nicht. Sicher kennen Sie das: Sie bekommen schnell ein schlechtes Gewissen, wenn Sie nicht mit »wichtigen« Aktivitäten beschäftigt sind – immer muss etwas geschehen. Einfach nur vor sich hinstarren, gar ohne Smartphone, das gilt schon fast als ungehörig. Dabei ist aus der Hirnforschung bekannt, dass gerade in Zeiten, in denen von außen betrachtet nichts geschieht, das Gehirn eine ganze Menge Aufräumarbeiten erledigt.

AFFIRMATIONEN

Affirmation bedeutet so viel wie Versicherung oder Bejahung. Gemeint sind damit positive Aussagen, die Sie häufig wiederholen. Dadurch verankern sie sich im Unterbewusstsein und verändern Ihre Überzeugungen und Einstellungen. Die im Folgenden genannten Affirmationen mögen Ihnen als Anregung dienen. Sie können Ihnen helfen, Ihre positiven Bestrebungen im Alltag stärker zu verankern. Wählen Sie die Affirmationen aus, die Sie besonders ansprechen. Mehr als drei sollten es pro Tag aber nicht sein.

- »Ich sage Ja zu den Aufgaben, die mir der heutige Tag bringen wird.«
- »Ich genieße die kleinen und großen Pausen.«
- »Ich kann mich in jedem Augenblick neu entscheiden.«
- »Alles hat zwei Seiten: Licht und Schatten, Aktivität und Passivität, Kommen und Gehen.«
- »Ich entscheide mich für die Liebe.«
- »Was ich nicht lösen kann, überlasse ich meiner inneren Weisheit.«
- »Rom wurde nicht an einem Tag erbaut, die Pyramiden von Gizeh auch nicht!«

Nur Mut! Sie können natürlich Ihre eigenen Affirmationen entwickeln. Seien Sie kreativ! Es kann auch sein, dass Sie mit einer einzigen Affirmation für einige Zeit beschäftigt sind, weil Sie diese unbedingt in Ihr Leben integrieren möchten. Das ist eine gute Sache.

REFLEXION

Nehmen Sie sich am Abend ein bisschen Zeit, und lassen Sie den Montag noch einmal an sich vorüberziehen. Das können Sie entspannt zu Hause tun und sich Notizen dabei machen. Sie können auch bei einem Spaziergang darüber reflektieren.

Vergegenwärtigen Sie sich die Ereignisse des Tages. Wichtig dabei ist, wie Sie selbst die Momente sehen und dass Sie nicht danach gehen, wie andere diese beurteilen. Hier ein paar Beispielfragen:

- Worüber habe ich mich heute gefreut?
- Was hätte ich lieber anders gemacht?
- Habe ich meine Zeit gut genutzt? Wann ist mir das gelungen und wann nicht?
- Habe ich auf mich und meine Bedürfnisse geachtet? Wann ist mir das gelungen und wann nicht?
- Wie oft habe ich die Übungen während des Tages gemacht? Was habe ich dabei gespürt?
- Wie oft habe ich mir die Affirmationen vergegenwärtigt? Was hat das bewirkt?
- Welche Erinnerungsstütze brauche ich, um die Übungen öfter zu machen und um an die Affirmationen zu denken? (Zum Beispiel Abbildungen der Haltungen in der Wohnung aufhängen, in der Tasche dabeihaben, die Affirmationen aufschreiben und auf den Schreibtisch legen, in die Brieftasche stecken)
- Worauf möchte ich morgen meine Gedanken richten? Was möchte ich mir für morgen vornehmen?

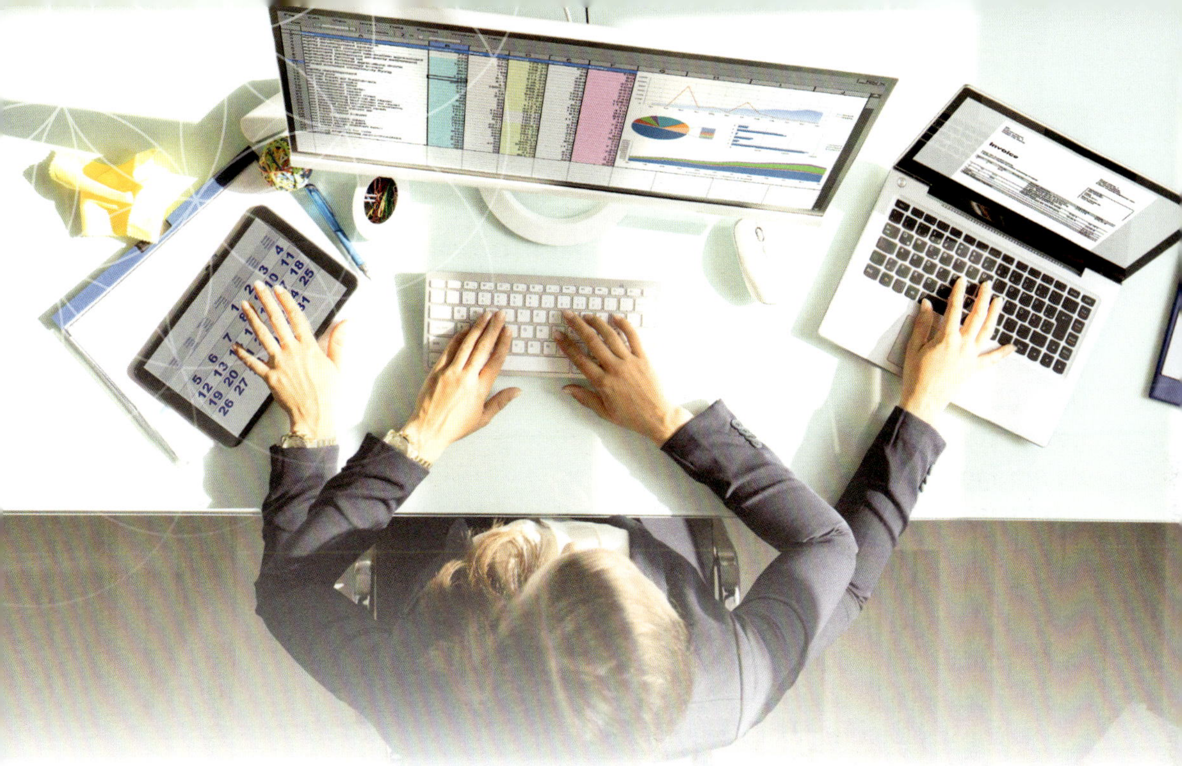

Herzlich willkommen zum Dienstag

Der Dienstag erhielt seinen Namen von dem germanischen Gott Thincsus, einer Entsprechung des römischen Gottes Mars, ein Kriegsgott. Die meisten Wochentage wurden nach Göttern benannt, die wiederum gewisse Qualitäten repräsentieren. So steht Mars Thincsus, wie der germanische Gott auch genannt wurde, für männliche Kraft, dynamische Konfrontation und abwägendes Handeln. Die germanischen Thingstätten waren damals Orte der Versammlung und der Gerichtsbarkeit.

All diese Dinge begegnen uns in etwas anderer Form auch im heutigen Alltag. Wir sind mit den unterschiedlichsten Aufgaben und Herausforderungen konfrontiert: die Steuererklärung schreiben, den Arztbesuch organisieren, das klärende Gespräch hinter uns bringen. Multitasking ist ein moderner Begriff dafür. Dazu wünschen wir uns auch eine multiple Persönlichkeit: erfolgreich im Beruf, attraktiv als Partner, liebevoll in der Familie, tüchtig und praktisch veranlagt, um den Alltag zu stemmen. Gibt es uns selbst dabei auch noch? Bleibt für uns selbst noch Energie übrig?

Mit der »Fit-for-Life-Haltung« können Sie zwischendurch schnell Energie im geschäftigen Alltag auftanken. Anstatt Ihre Ressourcen auszugeben, können Sie hiermit wieder Energie empfangen. Die »Buddhahaltung« kann Ihnen Kraft und Gleichgewicht geben.

AFFIRMATIONEN UND REFLEXION ZUM DIENSTAG

Gehen Sie mit der Dynamik des Tages. Warten Sie nicht auf die anderen, denn die warten auf Sie. Ein bisschen Power von Mars Thincsus, dem Kriegsgott, dürfte hilfreich sein, um die Tagesaufgaben zu bewältigen. Dienstag ist ein Tag für Erledigungen: organisatorische Dinge, Ordnung halten, Arztbesuche, Rechnungen. Vielleicht steht auch ein klärendes Gespräch mit jemandem an – nicht unbedingt erbaulich, aber notwendig. Sehen Sie es positiv: Ob Sie sich ärgern oder nicht, die Sache bleibt dieselbe. Kommen Sie in Schwung, Sie können heute etwas vorwärtsbringen! Und es fühlt sich gut an, eine nicht gerade beliebte Sache erledigt zu haben. Finden Sie nicht auch?

Da können wir natürlich auch in Stress verfallen. Aber das dürfte eher ein Eustress sein – positiver Stress, der guttut. Alles geht zügig von der Hand, man ist im Flow, und es werden Glückshormone ausgeschüttet. Dabei wird das Hormon Adrenalin, das zur Aktivität anregt, gut umgesetzt.

Beim Distress, dem negativen Stress, sieht das leider anders aus: Wir haben zu viel auf einmal zu tun, der Druck wird zu groß, und wir ärgern uns über alles. Wir sind genervt, gestresst und erschöpft. Und der Adrenalinspiegel ist vermutlich hoch, ohne dass das Adrenalin nützlich eingesetzt werden kann.

AFFIRMATIONEN

Wählen Sie eine oder zwei Affirmationen aus, die Sie heute bewusst mit in Ihren Alltag nehmen möchten:

- »Eile mit Weile.«
- »Ich kann auch Nein sagen.«
- »Ich setze auf eine gesunde Work-Life-Balance.«
- »Einen Schritt nach dem anderen.«
- »Ich gratuliere mir, dass ich meinen Schweinehund überwunden habe.«
- »Heute werde ich alles positiv sehen.«

Erinnern Sie sich während des Tages, in bestimmten Situationen oder in der Pause immer einmal wieder an die Affirmationen. Ein Quäntchen Praxis ist mehr wert als Tonnen von Theorien. So verankern Sie ein Stück Lebensweisheit in Ihren Alltag.

REFLEXION

Hier gebe ich Ihnen ein paar hilfreiche Tipps, mit denen Sie wieder für Gleichgewicht sorgen können. Nehmen Sie sich eine kleine Auszeit vom Alltag. Um aufzutanken, können Sie zum Beispiel unauffällig die »Fit-for-Life-Haltung« machen. Lesen Sie vorher ein Buch, das Sie entspannt und in gute Laune versetzt, oder hören Sie Musik. Machen Sie nun die Übung.

Anschließend setzen Sie sich reflektierend mit den folgenden Fragen auseinander. Machen Sie sich wieder Notizen dabei, um Ihre Gedanken zu sortieren.

- Was in Ihrem Leben stresst Sie besonders? Analysieren Sie das bitte ganz konkret, und überlegen Sie, was Sie brauchen, um aus diesem Zustand herauszukommen. Manchmal sind es sehr einfache Bedürfnisse.
- Buddha wird manchmal zusammen mit einer Schildkröte dargestellt. Welche Bedeutung könnte dieses Bild für Sie persönlich haben?

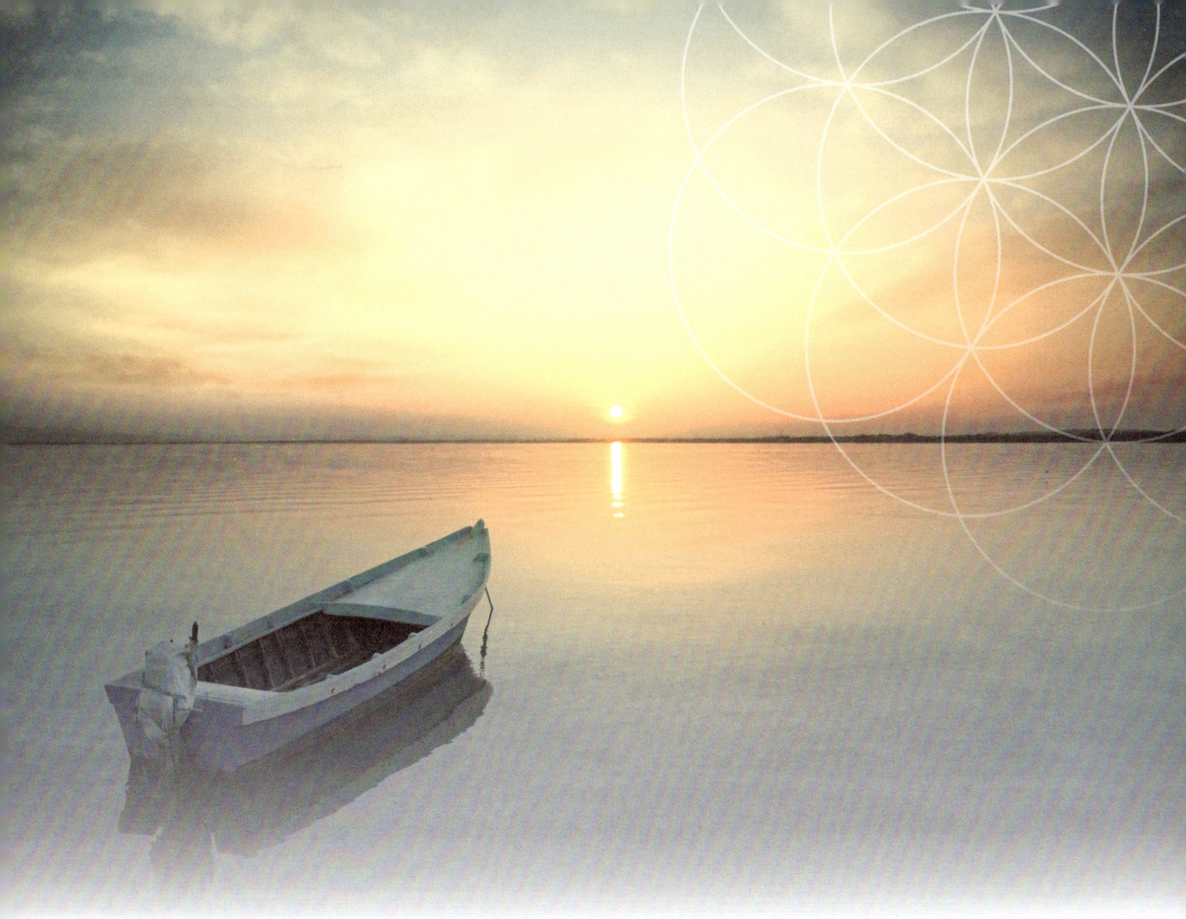

Mittwoch – Auf geht's zur Wochenmitte

Die erste Hälfte der Woche haben Sie hoffentlich gut überstanden. Es geht schon mehr in Richtung Wochenende. Das ist doch ein Lichtblick! Den schlichten Namen »Mittwoch« hat dieser Wochentag nur bei uns erhalten, in den Nachbarländern ist er einem Gott gewidmet. So heißt er zum Beispiel im englischen »Wednesday« nach dem altgermanischen Gott Wotan, besser bekannt als Odin. In Italien heißt der Mittwoch »Mercoledì« und in Frankreich »Mercredi«. Das geht auf den römischen Götterboten Merkur oder Mercurius zurück. Mercurius ist darüber hinaus auch eine alte Bezeichnung für Quecksilber, das immer in Bewegung ist. Auch das Herz wird manchmal mit Quecksilber verglichen – es ist ebenfalls immer in Bewegung.

Die »Herzschlüsselhaltung« lässt Sie einen ruhenden Ankerplatz finden im empfindsamen Herzbereich. Dieser gibt Ihnen Sicherheit im bewegenden Auf und Ab der Gefühle. Durch die Übung »Herzheilung« können Sie sich von stressenden, festsitzenden Gefühlen lösen.

Wagen wir es also, den Kontakt mit unserem Herzen zu pflegen und unsere Herzenstür wie im Märchen zu öffnen. Das ist nicht nur gut für uns selbst, sondern wirkt sich auch positiv auf unser Umfeld aus. Es gibt allerdings Situationen, in denen wir Schutz benötigen. Doch wer kann unser Herz am besten schützen – der Partner, die Eltern, der Chef? Die Antwort lautet: wir selbst. Die Achtsamkeit des Herzens fängt bei uns selbst an, wir haben das Potenzial dazu.

AFFIRMATIONEN

Wählen Sie die Affirmationen aus, die Sie besonders ansprechen, und lassen Sie sich von ihnen durch Ihren Tag begleiten.

- »Ich liebe mich so, wie ich bin – denn das ist der Weg für meine Veränderung.«
- »Ich achte auf meinen Ankerplatz im Herzen.«
- »Ich bin ich, und du bist du.« (Diese Abgrenzung ist manchmal nötig.)
- »Ich möchte nach dem handeln, was ich im tiefsten Herzen fühle.«
- »Liebe und Licht sind die stärksten Heilmittel.«

Lassen Sie nicht den Verstand, sondern das Herz Ihre Affirmationen wählen. Es reicht vollkommen aus, wenn Sie auch nur eine einzige für den Tag aufnehmen. Vielleicht möchten Sie für heute nur mit der Übung »Herzschlüsselhaltung« arbeiten – dazu passt die Affirmation: »Ich achte auf meinen Ankerplatz im Herzen.« Selbsterfahrung braucht etwas Mut zum Ausprobieren, Elan zum Praktizieren und Geduld, um sie im Leben zu integrieren. Auf geht's!

REFLEXION

Reflektieren Sie am Ende des Tages über folgende Fragen:

- Wann fühlen Sie Wärme im Herzen?
- Wie fühlt es sich an, wenn Sie verletzt werden? Wo im Herzen spüren Sie das?
- Wann fühlen Sie sich richtig glücklich?

Diese drei Schritte helfen Ihnen, mit Ihrem Herzen in Kontakt zu treten:

- Legen Sie die Hände auf die Brust, und erlauben Sie sich, zu fühlen (siehe Übung »Herzschlüsselhaltung«).
- Wirken Sie nicht weiter, als Ihr Herz es will. Tun Sie nichts, was Ihr Herz- und Bauchgefühl ablehnen.
- Lassen Sie die Sehnsucht, die in Ihnen lebt, da sein (ohne sich darin zu verlieren).

Wenn eine Verletzung richtig tief gegangen ist, braucht es vielleicht Mitgefühl mit dem eigenen, verletzten Herzen. Das können wir uns auch selbst geben.

- Bei der betreffenden Person die Verletzung ansprechen.
- Die Übung »Herzheilung« machen.
- Die eigene Einstellung kultivieren: Herzenstür auf – Herzenstür zu (Man kann je nach Bedarf die Tür halb oder ganz offen haben oder sie auch zumachen).

Vergessen Sie im zeitweiligen Alltagsfrust Ihre Sehnsucht nicht – das, was in Ihrem Herzen lebt. Es ist ein verborgenes Feuer, das vibriert oder unter der Asche der Enttäuschungen lediglich glimmt. Resignieren Sie nicht angesichts der vermeintlichen Hoffnungslosigkeit der Umstände. Bewahren Sie sich Ihre Sehnsucht. Es bedeutet nicht, gedankliche Luftschlösser und Fantasiegebilde zu kreieren. Es bedeutet, das, was tief in Ihnen lebt, nicht zu unterdrücken. Sehnsucht ist eine unermessliche Kraft. Was Sie im tiefsten Herzen fühlen – danach sollten Sie sich richten. Das gibt Ihnen Stärke und wirkt sich auf Ihren Gemütsfrieden aus.

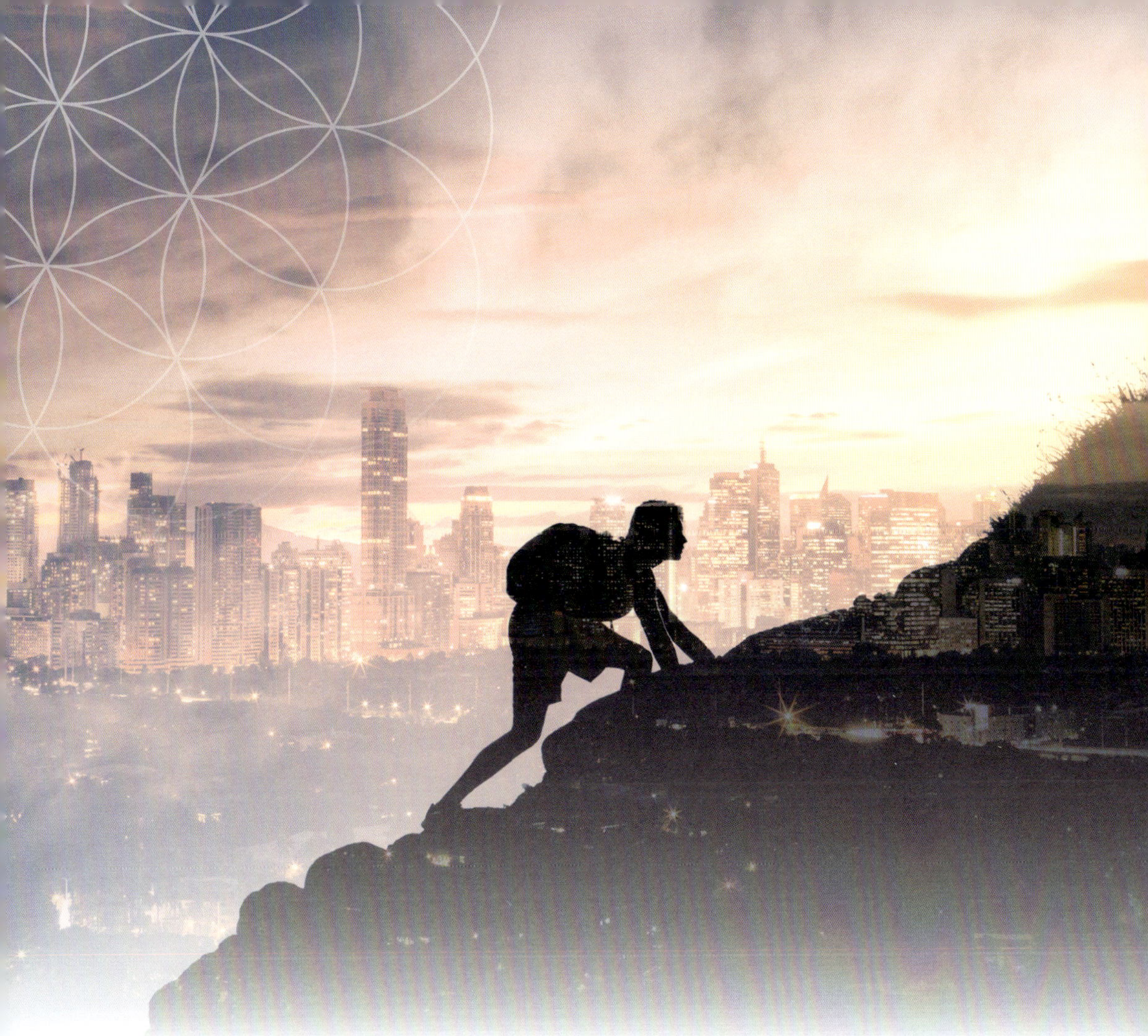

Es tut sich was am Donnerstag

Wie schön, es geht schon wieder dem Wochenende entgegen. Bis dahin sollten aber noch ein paar Dinge erledigt werden. Der Tag heute ist dem germanischen Gott Donar – auch Thor genannt – gewidmet. Energisch soll er mit Blitz und Donner umhergezogen sein, um seine Angelegenheiten mit Tatkraft zu regeln. Kraft brauchte man damals wie heute, um seine Vorhaben gelingen zu lassen.

»Mit Muskel- und mit Seelenkraft« ist eine ausgesprochene Powerübung für Ihre Muskeln, integriert aber gleichzeitig die höheren Chakras wie das Herz-, Hals- und Stirnchakra. So werden Sie ein friedvoller Krieger im Alltag. Mit der Übung »Recken, strecken gute Laune« haben Sie eine leichtere Variante, die auf jeden Fall Spaß macht.

Energie bekommen wir auch von unseren tieferen Motivationen: Sie bestimmen bewusst oder unbewusst unsere Handlungen mit. Wenn wir bewusst zu uns stehen, sind wir authentisch – nicht perfekt, sondern echt. So sind wir in Kontakt mit uns selbst und unseren Bedürfnissen und wissen, was wir jetzt wirklich wollen. Dann ist der nächste Schritt klar: das Chaos im Schrank aufräumen, die Welt retten oder den längst fälligen Anruf tätigen. Vielleicht ist auch erst eine Entscheidung nötig. Nehmen Sie sich dafür etwas Zeit, und achten Sie auf Ihr Bauchgefühl, das kann Ihnen bei der Entscheidung helfen.

Dennoch stoßen wir immer wieder an unsere Grenzen. Entweder die anderen wollen nicht so, wie wir wollen, oder unser innerer Schweinehund gewinnt die Oberhand, und wir geben auf, noch bevor wir angefangen haben. Manchmal sind auch die Umstände gegen uns. Zu Kriege ziehen ist wohl nicht besonders konstruktiv, im Großen nicht mehr als im Kleinen. Dazu finden wir in der Weltgeschichte genügend Beispiele. Aber gar nichts zu tun, heißt vielleicht, frustriert und mit schlechtem Gewissen dazusitzen. Außerdem erwischt uns das Problem vielleicht hinterrücks, wenn wir es überhaupt nicht erwarten. Dann wird es zwar auch Lösungen geben, aber einfacher ist es, wenn wir sie selbst finden.

AFFIRMATIONEN

Wählen Sie von den folgenden Affirmationen diejenigen aus, die Sie besonders ansprechen. Achten Sie aber bitte darauf, dass es nicht zu viele sind, das könnte Sie sonst überfordern.

- »Ich schaffe das.«
- »Ich bin ich.«
- »Ich erkenne mein menschliches Recht auf Selbstbestimmung an.« (Sogar unser Grundgesetz sagt: »Die Würde des Menschen ist unantastbar«, dann sollten Sie sich diese auch zugestehen.)
- »Ich bin frei, und du bist frei.« (Ich erkenne meine Grundfreiheit an, und ich erkenne deine Grundfreiheit als Mensch an.)
- »Leben und leben lassen.«
- »Ha, ha, ha – das wäre doch gelacht.« (Lachen ist manchmal die beste Medizin.)

Wenn Sie nicht selbst Entscheidungen treffen, tun es andere für Sie. Wenn Sie es allen recht machen wollen, kommen Sie überall an, nur nicht bei sich selbst. Lassen Sie sich Ihr Selbstwertgefühl von Nörglern oder Pessimisten nicht vermiesen. Buddha wurde einst von einem Mann sehr heftig beschimpft. Als der Mann geendet hatte, sagte Buddha: »Mein lieber Freund, du willst mir ein Geschenk machen. Aber ich nehme dein Geschenk nicht an. Bei wem verbleibt es dann?« Seien Sie ruhig ein bisschen mutig, und verlassen Sie auch einmal die Komfortzone. Es ist nicht schlimm, hinzufallen – wir können wieder aufstehen.

Muten Sie sich aber trotzdem nicht zu viel auf einmal zu. Nehmen Sie wahr, was Ihr mutiger Schritt mit Ihnen macht. Achten Sie auf Ihr Körpergefühl. Sie schaffen es!

REFLEXION

Donar, dem der Donnerstag geweiht ist, kann uns möglicherweise einen Hinweis geben. Blitz und Donner hat er immer bei sich. Mit der Kraft des Feuers und dem beeindruckenden Donnerhall ist er unterwegs. Eine geballte Ladung Energie – da lässt sich was bewegen. Vielleicht bekommen wir eine Ahnung davon, wenn wir uns einmal erlauben, selbst so eine geballte Kraft zu spüren. Wut ist auch eine Kraft: Meist steigt sie als Energie vom Solarplexus, dem Bereich der Magengegend, auf. Bei Kindern geschieht das oft ganz ungefiltert, wenn sie nicht das bekommen, was sie wollen: Sie schreien und toben. Das kann uns zu dem Schluss führen, dass Wut schlecht oder sogar verachtungswürdig ist. Aber Wut ist, auf den einfachsten Nenner gebracht, eine Kraft. Und manchmal wird sie benötigt, um ins Handeln zu kommen. Wir sind empört, finden eine Sache inakzeptabel und merken, dass etwas in uns hochsteigt – wir kochen. Das ist Wut, das ist das Feuer in uns. Gerade das ermutigt uns dazu, endlich einmal den Mund aufzumachen: »Jetzt reicht es aber!« Manchmal ist das nötig. Allerdings sollte es nicht in Gewalt von Worten und Taten ausarten. Da geht man lieber in den Wald, um sich laut oder leise abzureagieren. Es hat keinen Zweck, in der Rage zu agieren. Erst einmal müssen wir uns wieder beruhigen! Von einem ruhigen Standpunkt aus können wir klarer denken. Das sollten wir uns und dem anderen zugestehen.

Es gibt konstruktive Beispiele zum Thema »Konfliktlösung«. Drei Schritte können dabei sehr hilfreich sein, um im Alltag rasche und gewaltfreie Lösungen zu finden.

- 1. Schritt: Ich nehme mein Körpergefühl in der Konfliktsituation wahr. Was fühle ich, und wo im Körper fühle ich es?
- 2. Schritt: Ich nehme wahr, welches Bedürfnis dahintersteckt.
- 3. Schritt: Ich äußere mein Bedürfnis in Form einer Bitte.

Hierzu ein einfaches Beispiel: Mein Gesprächspartner redet schon längere Zeit ununterbrochen sehr laut auf mich ein. Leider interessiert mich sein Thema nur wenig. Was tue ich:

- 1. Schritt: Ich achte auf mein Körpergefühl. Ich nehme wahr, dass aus der Magengegend eine Art Widerstand in mir hochsteigt. Außerdem merke ich, dass meine Beine unruhig werden.
- 2. Schritt: Ich höre in mich, welches Bedürfnis dahintersteckt. Es ist das Bedürfnis, ihm zu sagen, dass ich für das Thema nicht viel Interesse aufbringe. Oder vielleicht habe ich auch das Bedürfnis, wegzugehen oder selbst zu Wort zu kommen.
- 3. Schritt: Ich fasse innerlich den Entschluss, das Gesprächsthema zu wechseln. Ich bedanke mich daher für seine ausführliche Information und sage ihm, dass ich jetzt gern noch etwas anderes mit ihm besprechen würde.

Die Situation ist gerettet. Mein Gegenüber hatte nicht bemerkt, wie es mir in dem Gespräch ging. Es wurde ihm erst klar, als ich etwas sagte. Für diesen Schritt hatte mir mein Körpergefühl den Weg gezeigt. Probieren Sie diese drei Schritte aus. Sie werden überrascht sein, wie direkt Ihr Körper reagiert und wie klar ein Bedürfnis dahintersteht.

Das Buch »Familienkonferenz« von Thomas Gordon behandelt ebenfalls das Thema »Konfliktlösung«. Dabei geht es darum, dass in einer Problemsituation jeder Betroffene in der Familie angehört wird. Man sucht nach einer Win-win-Lösung. Das heißt nicht eine Lösung, bei der einer auf Kosten des anderen gewinnt, sondern eine, bei der jeder etwas gewinnt beziehungsweise zufrieden ist.
Auch der Fokus, mit dem wir ein Problem angehen, ist bei dessen Lösung von Bedeutung. Unsere Aufmerksamkeit ist eine Form von Energie. Wenn wir unsere Aufmerksamkeit wieder und wieder auf das Problem richten, dann geben wir ihm immer mehr Energie, ohne es lösen zu können. Geben Sie dem Problem nur fünf Prozent Ihrer Aufmerksamkeit und fünfundneunzig Prozent der Lösung. Dann entdecken Sie vielleicht kreative Lösungsmöglichkeiten, auf die Sie vorher nicht gekommen wären.

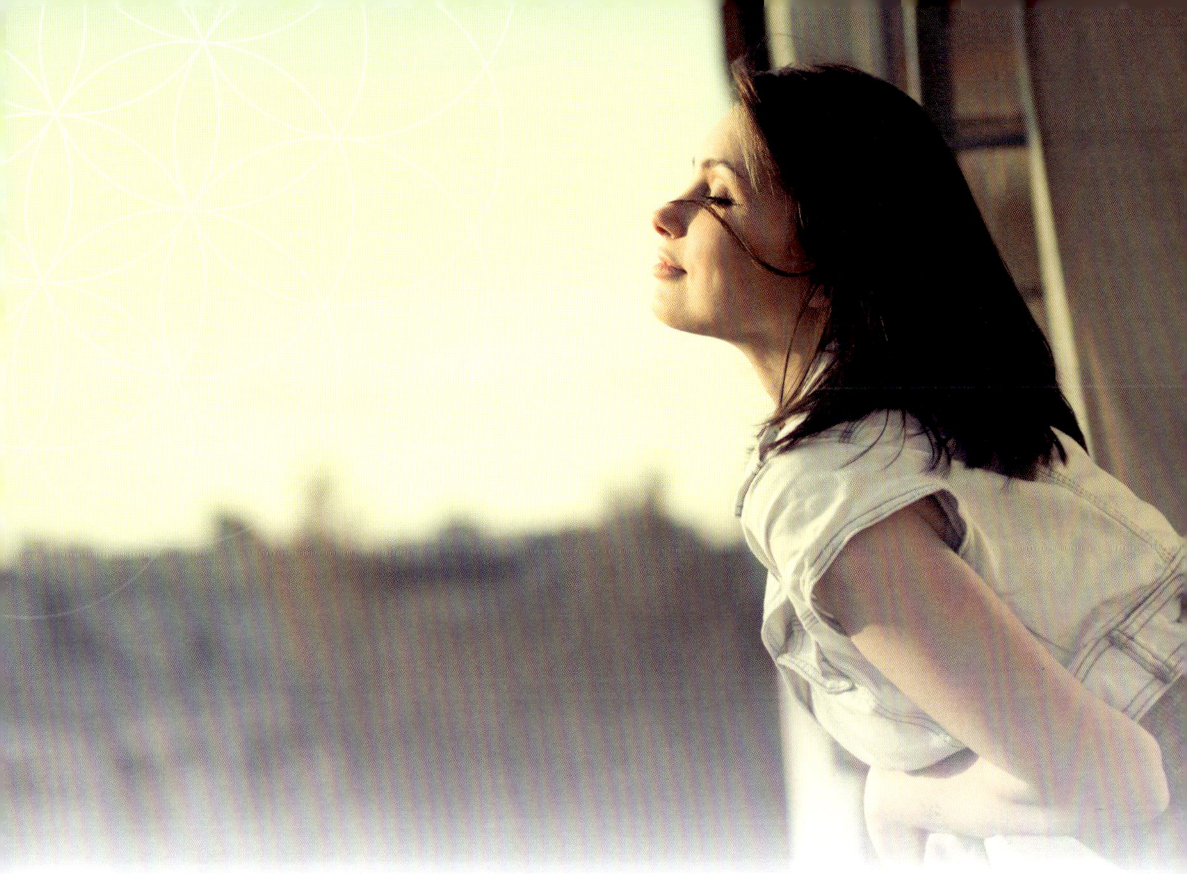

Happy Friday

Für die meisten geht nun die Arbeitswoche dem Ende zu. Bald ist Wochenende. Der Freitag hat seinen Namen von der nordischen Muttergöttin Frija oder Frigg, der Beschützerin von Heim und Herd, bekommen. Sie hielt bei den Germanen die Fäden des Schicksals in der Hand. Auch Ehe und Liebe waren ihr geweiht. Im Süden Europas finden wir in Venus eine Entsprechung, der Göttin der Liebe und Anmut. Daher heißt dieser Wochentag in Italien auch »venerdì«, in Frankreich »vendredi« und in Spanien »viernes«. Nehmen wir doch mit Blick auf diese weiblichen Lichtgestalten Leichtigkeit, Kreativität und Lebensfreude mit in den heutigen Tag!

Die Übung »Spontanbewegung und Körperweisheit« lädt Sie ein, die körperlichen und mentalen Verkrampfungen, die sich vielleicht im Laufe der Woche angesammelt haben, wieder zu lösen. So können Sie Ihrer Energie freien Lauf lassen und sind bereit für ein entspanntes Wochenende. Durch »Freies Tanzen und spielerische Bewegung« aktivieren Sie wieder eine Seite von sich, die vielleicht während der Woche zu kurz gekommen ist.

AFFIRMATIONEN UND REFLEXION ZUM FREITAG

»Carpe diem« – Nutze den Tag! Wie wäre es, wenn Sie heute Ihren Glückshormonen freien Lauf lassen? Vielleicht glauben Sie, Sie hätten im Moment nicht viel zu lachen. Doch Lachen ist ein Schlüssel, der manchmal auch im größten Schlamassel einen Lichtblick bringt.

Öffnen Sie sich für den Flow. Flow ist ein Zustand, in dem man mit sich und der Welt im Reinen ist, in dem eine freudige Stimmung herrscht und die Lebensenergie fließt. Falls Sie jetzt gerade im Flow sind, ist das wunderbar. Falls nicht, stellen Sie sich vielleicht die Frage: Was brauche ich, damit ich in den Flow komme? Was kann mir jetzt guttun? Flow entsteht zum Beispiel ganz natürlich, wenn man sich auf den Urlaub freut, einen lieben Menschen wiedersieht oder ein wichtiges Vorhaben erfolgreich beendet. Eigentlich ist der Flow aber nicht an besondere äußere Erlebnisse gebunden. Beobachten Sie ein kleines Baby, wie es seine Füßchen entdeckt, damit spielt und lernt und dabei vor Vergnügen jauchzt. Flow gehört zum Leben, zu unseren menschlichen Grundfähigkeiten.

Aus der Routine hinaus führen auch Spiel und Spaß. Dafür sind Kinder ein gutes Beispiel. Wahrscheinlich haben Sie schon davon gehört, dass in jedem von uns ein Inneres Kind lebt: Im Geiste eines jeden Menschen ist sein Kindsein gespeichert, der wichtigste und prägendste Teil seiner Entwicklung. Wir können zwar nicht einfach wieder Kind sein, aber wir können den Kontakt zu unserem Inneren Kind aufrechterhalten und es immer wieder in unser Leben rufen. Unsere Gefühle und Emotionen sind dabei wichtige Hilfsmittel. Gefühle sind Energien, die davon leben, ausgedrückt zu werden. Wenn wir unsere Emotionen und Gefühle annehmen und respektieren, schaffen wir einen Zugang zu unserem emotionalen, kindlichen Selbst. Das Kind in uns hat ein Recht, so zu fühlen, wie es fühlt. Das gilt auch für die traurigen, dunklen oder verletzten Gefühle. Sie wissen vielleicht noch aus dem Kapitel »Achtsamkeit, Liebe und Selbstliebe«, wie Sie damit umgehen können: Liebe und Akzeptanz heilen. Das Innere Kind ist seinem Wesen nach ein freier Ausdruck von Spontaneität, Lebensfreude und Unschuld. Und der Zugang dazu bereichert unser Leben. Eine Prise Leichtigkeit und Optimismus können nicht schaden. Lachen Sie einmal wieder herzlich – das tut gut.

AFFIRMATIONEN

Wählen Sie zwei oder drei Affirmationen aus, die Sie besonders ansprechen.

- »Ich habe erkannt, dass ich frei bin.«
- »Ich lasse los von meinen festen Vorstellungen, von meinen Ängsten, von meiner begrenzten Sichtweise, von ...«
- »Ich finde meinen Weg.«
- »Alles wird gut.«
- »Ich vertraue.«
- »Das Leben darf leicht sein.«

Wählen Sie Ihre Affirmationen aus dem Bauch heraus. Vergegenwärtigen Sie sie sich für heute. Besonders wenn unliebsame Dinge kommen, ist das eine willkommene Gelegenheit, sich an Ihre Affirmationen zu erinnern.

REFLEXION

Der Freitagabend ist ein guter Zeitpunkt, um die Arbeitswoche Revue passieren zu lassen. Nehmen Sie sich die Zeit, und gehen Sie die Tage noch einmal in Gedanken durch. Stellen Sie sich dabei folgende Fragen, und machen Sie sich Notizen:

- Welche wichtigen Schritte sind mir diese Woche gelungen? Was habe ich gut gemacht? Jeder kleine Erfolg zählt. Schreiben Sie mindestens drei Punkte auf.
- Welche Erkenntnis war für mich diese Woche wichtig? Jede vermeintlich kleine Erkenntnis zählt. Schreiben Sie einen bis drei Punkte auf.
- Welcher Schritt liegt mir für die nächste Woche besonders am Herzen? Auch kleine Schritte sind wichtig. Schreiben Sie einen Punkt auf.

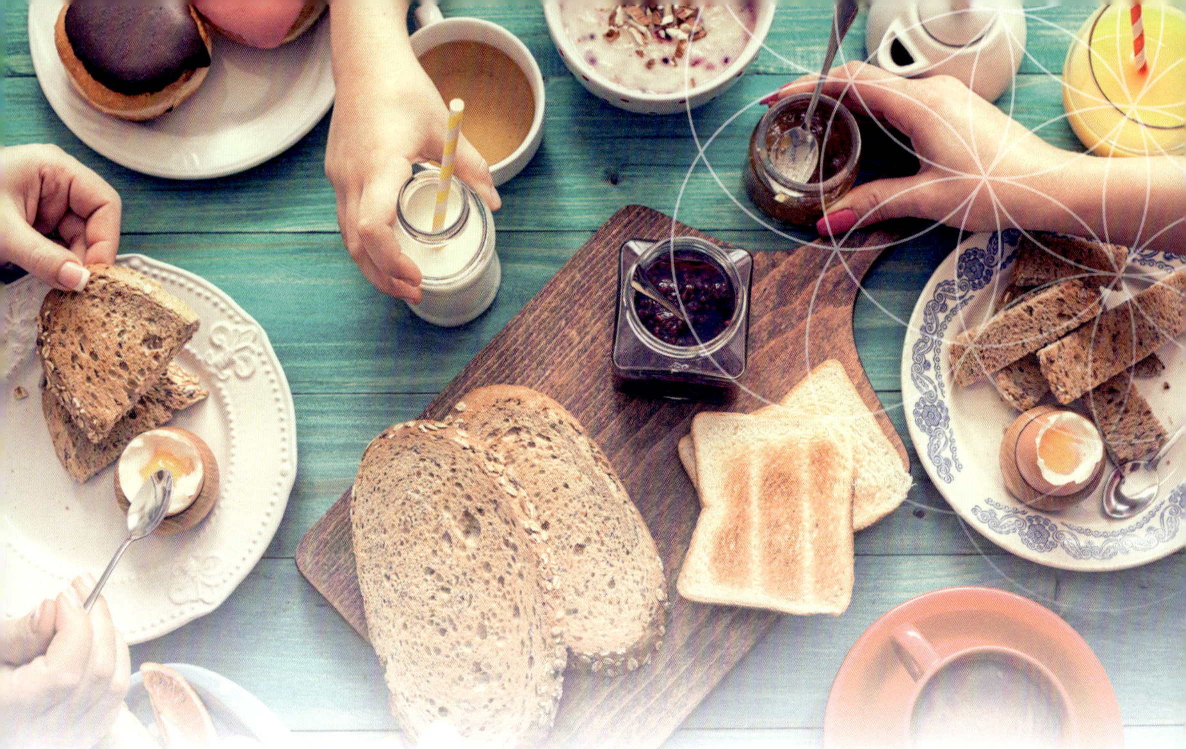

Endlich Samstag

Falls für Sie jetzt das Wochenende beginnt, heißt es hoffentlich: ausschlafen, in Ruhe frühstücken und Unternehmungen mit der Familie. Genießen Sie, dass heute die Uhren etwas anders ticken. Vielleicht warten noch ein paar Erledigungen, Einkäufe und Ähnliches auf Sie. Wenn Sie nicht gerade am Samstag arbeiten müssen oder sich das Wochenende mit Terminen vollgepackt haben, können Sie ein wenig Laissez-faire genießen und den Dingen ihren natürlichen Lauf lassen, Ihre Seele baumeln lassen. Das ist ein Luxus, den das Wochenende hoffentlich für Sie bereithält.

Der Samstag ist namentlich verwandt mit dem Sabbat, für die Juden der heiligste Tag der Woche. An diesem Tag ist es für sie nicht gestattet, zu arbeiten oder Dinge zu erledigen. Durch verschiedene Rituale wird ein Abstand vom Alltag erreicht. Im eigentlichen Sinn dient der Sabbat der inneren Ruhe, der Einkehr und der Harmonie mit der Umwelt. Der Samstag steht auch in Beziehung zum Saturn, den die Astrologie als den Hüter der Schwelle bezeichnet. Damit ist jede Schwelle gemeint, die wir überschreiten müssen, um einen neuen, größeren Schritt zu machen. Wer neue Möglichkeiten entdeckt, könnte Kraft und Tiefe für seine Persönlichkeit finden und das wertvolle Geschenk, mit sich selbst in Einklang zu sein. Saturn lässt uns geduldig und gemächlich werden

und weist uns auf unsere schwarzen, unerlösten Flecken hin, die wir noch in uns haben.
Der Samstag ist für die Menschen in Jerusalem eine gute Möglichkeit, an der Klagemauer zu stehen, die als Heiligtum gilt. Hier haben sie die Gelegenheit, ihre Wünsche und Sehnsüchte zu äußern oder dem Schmerz und dem Frust der Woche Luft zu machen. Wer hat schon immer im richtigen Moment einen Freund mit offenem Ohr zur Seite, um sein Leid zu klagen – Die Klagemauer schenkt die Möglichkeit, Bedrückendes loszuwerden, und man fühlt sich hinterher erleichtert.

Samstags steht oft die Hausarbeit an – und die ist eintönig, und wir haben wenig Motivation, sie zu erledigen. Da kann uns die Übung »Singen als Notfallmedizin« helfen. Das habe ich selbst schon oft getan, hier ein Beispiel: Ich war gerade dabei, Berge von Tassen und Tellern abzuspülen, und hatte keine Hoffnung auf baldige Entspannung, denn im nächsten Raum warteten mehrere Wäschehaufen darauf, zusammengelegt zu werden. Ein Ende der Arbeit war noch lange nicht in Sicht. Meine Fröhlichkeit, meine motivierenden Perspektiven und meine guten Gefühle waren fort. Irgendwann kam mir der Gedanke, doch einmal ein bisschen zu singen, auch wenn mir eigentlich gar nicht danach zumute war. Aus meiner therapeutischen Erfahrung wusste ich allerdings, dass wir da anfangen müssen, wo wir gerade stehen. Also achtete ich auf meine Gefühle: In mir war es sehr leer und bedürftig. Wie konnte ich das durch Singen ausdrücken? Da fiel mir ein Lied ein, das passend war: das Wolgalied von Ivan Rebroff. Ich sang vom einsamen Soldaten, allein an der Wolga, niemand sonst war da, kein Mond und keine Sterne leuchteten – und dazu diese herzerweichende Melodie. Ja, das traf meine Stimmung und tat gut. Ich fühlte, wie sich mein Herz mit Leben füllte.
Gleich fiel mir ein weiteres Lied ein, es handelte von Liebe und Schmerz, und ich sang es, einfach, weil die Melodie schön war. Dann kamen wieder andere Einfälle, der ganze Kosmos des menschlichen Herzens tat sich mir auf. Vielleicht haben wir das alle in unserem Unterbewusstsein gespeichert. Je stimmungsvoller ich die Lieder sang, desto belebender wirkten sie. Es machte viel Spaß – und mit der Hausarbeit ging es auch vorwärts!

Am Wochenende, wenn wir nicht mehr so im Geschirr sind, steigen manchmal verdrängte Gefühle in unser Bewusstsein. Das ist auch eine Chance. Durch die »Urgebetshaltung« haben wir die Möglichkeit, eigene schwierige Themen mit unserer inneren Kraft zu lösen.

Wenn die Arbeitswoche vorbei ist, stellt sich oft ein Gefühl von Unbeschwertheit und Fröhlichkeit ein. Vielleicht erleben wir uns auch spontaner und offener für die eigenen Stimmungen. Das muss nicht immer nur eitel Freude sein, manchmal drängen sich auch andere Gefühle ins Bewusstsein. Vielleicht spüren Sie etwas, wofür Sie während der Woche kaum Zeit hatten. Womöglich ist plötzlich sogar ein Vakuum da, und Sie fragen sich, was dahintersteckt. Und dann können Sie sich fragen: Bin ich überhaupt auf der richtigen Spur? Ist das jetzt schon alles? Wozu bin ich denn eigentlich hier auf der Welt?

Diese Gedanken sind nicht immer angenehm. Eigentlich möchten wir sie schnell wieder wegdrängen. Aber lassen Sie sie einfach einmal da sein, vielleicht haben sie Ihnen etwas zu sagen – und führen Sie auf eine neue Fährte hin zu einem erfüllten Leben.

AFFIRMATIONEN

Wählen Sie die Affirmationen aus, die Sie besonders ansprechen. Mehr als drei sollten es allerdings nicht sein.

- »Ich wähle Vertrauen – jenseits der Angst.«
- »Hinfallen, aufstehen, Schmutz abklopfen, Krone richten, weitergehen.«
- »Loslassen und alles Gott überlassen.«
- »Ich entscheide mich für die Liebe.«

Lassen Sie diese Leitgedanken immer wieder in sich auftauchen. Erinnern Sie sich an sie. Sie können sie mehrmals auf Zettel schreiben und diese zu Hause deponieren, wo Sie sie sofort sehen, und auch mitnehmen, wenn Sie unterwegs sind, zum Beispiel im Sichtfenster des Portemonnaies.

Die Affirmationen sind kurz und einfach gehalten. Sie können innerlich leicht wiederholt werden, ähnlich wie bei einem Mantra. Das Bewusstsein erhält so immer wieder die gewählten Impulse und kann sie verinnerlichen.

REFLEXION

Was beeinträchtigt unseren Flow, unseren Lebensfluss und unsere natürliche Lebensfreude? Vielleicht meinen wir, dass das Leben uns manches Gute vorenthält. Vielleicht kommt uns aber auch jemand ins Bewusstsein, von dem wir uns verletzt fühlen. Oder wir fühlen uns einfach schlecht und unleidlich und wissen nicht warum. Könnte da der Samstag Gelegenheit zum Aufräumen, für einen emotionalen Hausputz bieten?

Wie gehen wir mit den Widrigkeiten, die wir manchmal erfahren, um? Sie spuken uns immer wieder im Kopf herum, und wir werden vielleicht sogar ärgerlich. Manchmal nagen sie direkt an unserer Energie und Lebensfreude. Es ist eine Erfahrung, durch die wir lernen, dass wir mit unserem Verstand und dem Bedürfnis, recht zu haben, nicht weiterkommen.

Hier ein bekanntes Beispiel: Wenn ein Kleidungsstück schmutzig geworden ist, werden Sie es nicht mit Dreck behandeln, damit es wieder sauber wird. Sie werden es in die Waschmaschine stecken und klares Wasser und ein gutes Reinigungsmittel verwenden. Schmutz kann man nicht mit Schmutz wegwaschen. Genauso ist es auch mit den unguten Geschehnissen, von denen Sie sich vielleicht manchmal verdunkelt beziehungsweise regelrecht verstopft fühlen. Geben Sie nicht noch schlechte Gefühle hinzu! Hier können Sie zur Reinigung die Kraft der Seele nutzen. Die Reinigungsmittel wären dann: Verzeihen, Vergessen, Liebe und Mitgefühl. Das wirkt tatsächlich reinigend. Es neutralisiert negative Emotionen, und Sie fühlen sich wieder befreit.

Menschen, die dicht an die Schwelle des Todes gekommen sind, berichten von Erkenntnissen, die sie durch die Nahtoderfahrung erhalten haben. Manche sahen ihren eigenen Lebensfilm und konnten dabei ihre Handlungen selbst beurteilen. Sie erfuhren, wie bedeutend es war, wie viel Harmonie, Fürsorge und Mitgefühl sie in das Leben von anderen gebracht hatten. Aber sie fühlten auch den Schmerz, den sie anderen zugefügt hatten. Das Gesetz der Liebe hatte einen hohen Stellenwert. Es fand eine Erkenntnis ihrer Handlungen statt, aber keine Verurteilung. Viele dieser Menschen sahen ihr Leben nach der Nahtoderfahrung als eine neue Chance, die ihnen gegeben wurde, Dinge in ihrem Leben zu ändern. Erstaunlicherweise ähneln die Beschreibungen, welche Werte im Leben zählen, den Aussagen verschiedener Religionen und Weisheitslehren. Wenn dem so wäre, würde man vielleicht manches im Leben in einem etwas anderen Licht sehen.

Woher kommen wir, wohin gehen wir, wer sind wir? Diese Fragen haben uns schon immer beschäftigt. Sie kommen nicht aus der Ebene des Intellekts und haben auch nichts mit körperlichen Bedürfnissen zu tun. Sie kommen aus Impulsen des höheren Bewusstseins, dem wir Geist und Seele zuordnen. Aus dieser Ebene haben Weise, Genies und Helden des Alltags schon immer Energie geschöpft.

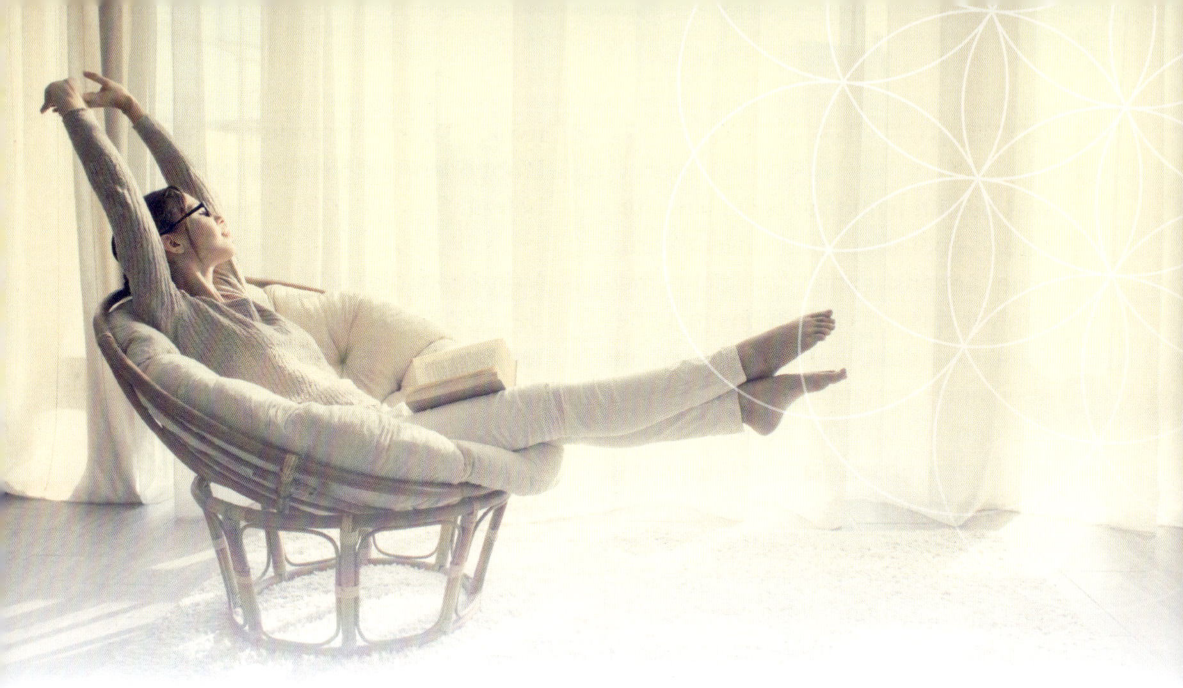

Jetzt darf es wieder Sonntag sein

Als Kind fand ich es sonntags manchmal ein wenig langweilig. Ab und an ging ich in den Kindergottesdienst und später in den Konfirmandenunterricht. Bei der Predigt bestanden meine kleinen Freuden meist darin, mich auf das spätere Sonntagsessen zu freuen, besonders auf den Nachtisch.

Der Sonntag hat seinen Namen der Sonne zu verdanken. In Frankreich heißt er »dimanche« und in Italien »domenica«. »Tag des Herrn« klingt darin an. In der Bibel heißt es, dass Gott an sechs Tagen sein Werk vollbrachte und dann am siebten Tag der Schöpfung ausruhte. Und er heiligte diesen Tag. Geht es Ihnen auch so? Als Erwachsener wissen wir die Ruhe besser zu schätzen, besonders wenn die Woche turbulent war. Wenn wir äußerlich zur Ruhe kommen, können wir auch innerlich Kraft schöpfen. Im Volksmund heißt es auch: In der Ruhe liegt die Kraft.

Nicht nur indischen Weisen und Yogis, sondern auch westlichen Großstadtmenschen verlangt es nach Ruhe und Einkehr. Meditation ist nichts Magisches. Heilige, Weise und Yogis haben viel Zeit, Ausdauer und Praxis eingesetzt, um unser Potenzial als Mensch zu erforschen. Aus diesen Erkenntnissen heraus entwickelten sie gangbare Wege, die auch andere nachvollziehen können. Manche Wege und Techniken sind eher streng strukturiert, zum Beispiel bestimmte Yoga-Systeme. Zuweilen sind auch Religionen daraus hervorgegangen wie etwa der Buddhismus.

Die verschiedenen Religionen und Weisheitslehren haben eine gemeinsame Basis: Lassen wir die kulturellen und historischen Unterschiede beiseite, stellen sie Ratgeber und praktische Anleitungen dar. Das Wort »Religion« leitet sich etymologisch von der Vorsilbe »re« ab, was so viel wie »zurück« heißt, und von der Wortwurzel »ligio«, was »binden« heißt. Religion meint also die Rückverbindung zum Ursprung, zur Schöpferkraft.

Anders als in östlichen Kulturen haben wir in der westlichen Kultur der Entwicklung unserer körperlichen und intellektuellen Kräfte mehr Beachtung geschenkt – die geistig-seelische Ebene wurde weniger berücksichtigt. Die spirituelle Meditation, die unabhängig von Glauben und religiöser Zugehörigkeit ist, stellt einen praktischen Weg dar, dieses Potenzial zu erschließen. Diese Meditation fördert auch Aspekte in unserem Leben, mit denen wir im Alltag kaum in Berührung kommen. Nur in besonderen Momenten, wenn unsere persönliche Welt ins Wanken gerät, zum Beispiel durch den Tod eines nahestehenden Menschen oder, wenn wir selbst mit einer schweren Krankheit konfrontiert sind, tauchen tiefere Fragen des Lebens auf. Wir fragen uns in solchen Momenten vielleicht, was das alles für einen Sinn hat. Möglicherweise erkennen wir, dass wir eigentlich viel bewusster leben sollten – aber dabei bleibt es meist auch. Schnell hat uns der Alltag wieder mit seiner Hektik, seinen Verpflichtungen und seinen Ablenkungen im Griff.

Mit der spirituellen Meditation dagegen können wir unsere geistig-seelische Entwicklung fördern und unsere Seele täglich nähren. Mit der Zeit können wir uns dann auch im Außen unseren Raum besser bewahren. Heutzutage gibt es sogar in öffentlichen Einrichtungen sogenannte Stilleräume, etwa in internationalen Flughäfen. Dort können wir trotz der Hektik im Außen kurz abtauchen. Im arabischen Alltag ist das schon immer Tradition. Vielleicht möchten Sie mit der Zeit auch noch tiefer in die Möglichkeiten der Meditation eintauchen. Die Meditationsmethode »das innere Licht und der innere Ton« öffnet weitere Bereiche auf dem spirituellen Weg. (Genaueres finden Sie in dem Buch »Heilende Meditation« von Rajinder Singh[3].)
Zum Schluss noch eine Begebenheit, von der ich erzählen möchte: Wissenschaft trifft Mystik. Sie wurde mir von zwei Freunden berichtet, die es selbst miterlebt hatten: Es war 1986 auf einem Vortrag von Sant Darshan Singh Ji Maharaj in New York. Plötzlich erschienen während des Vortrags Wissenschaftler von der US-Raumfahrtbehörde NASA mit ihren Messinstrumenten. Sie hatten auf ihren Geräten ein auffälliges Energiebündel gesichtet, das sie, ihrer Aufgabe gemäß, aufspüren mussten. Als sie diesem Energiephänomen nachgingen, landeten sie im Vortrag von Sant Darshan Singh Ji Maharaj, der offenbar die Ursache dieses Rätsels war.

---

3 Singh, Rajinder: Heilende Meditation. Der Weg zum inneren und äußeren Frieden. Urania-Verlag-AG, 2003.

Gönnen Sie sich am Sonntag etwas Zeit für sich. Dabei können Sie sich der Meditation und Ihrem inneren Forschen widmen. In der Ruhe öffnen Sie sich langsam, dann beginnt die Stille in Ihnen zu sprechen. Das kann mit einem tiefen inneren Glücksgefühl verbunden sein, das nicht von äußeren Freuden abhängig ist. Bedenken Sie, dass die spirituelle Kraft, die in uns lebt, auch zur Entfaltung strebt, um uns und unser Leben zu bereichern.

AFFIRMATIONEN

Wählen Sie für heute die Affirmationen aus, die Sie besonders ansprechen:

- »Frieden.«
- »Silencio (Schweigen, Stille).«
- »Licht, Liebe, Frieden.«

Oder Sie wählen einen Gottesbegriff, der Ihnen vertraut ist, zum Beispiel:

- »Christus.«
- »Mutter Maria.«

Gedanken und Worte haben Einfluss auf uns, sie sind nicht neutral. Der Wissenschaftler Masaru Emoto vertrat zum Beispiel die Auffassung, dass Wasser die Einflüsse von Gedanken und Gefühlen aufnehmen und speichern könne. Bei positiven Einflüssen, wie etwa Dankbarkeit und Liebe, bildeten sich in seinen Experimenten im Wasser harmonische Kristallformen, wogegen negative Wörter unvollkommene oder chaotische Kristallbilder ergaben.

Ich möchte Ihnen von einer Begebenheit berichten, die ich vor Jahren selbst erlebte: Gemeinsam mit einigen Kollegen betreute ich auf einer Messe einen Bücherstand. Etwas entfernt gab es einen Stand, an dem eine Art Gedankendetektor angeboten wurde. Man konnte das Instrument testen, und so wollte ich das auch probieren. Man gab mir in jede Hand eine

Elektrode. Beide Elektroden waren mit einem Monitor verbunden, auf dem eine Skala von 1 bis 10 zu sehen war. Ich wurde aufgefordert, mich auf etwas Schönes, Beglückendes zu konzentrieren. Das machte ich, und der Zeiger schlug tatsächlich etwas aus, vielleicht knapp ein Viertel auf der Skala. Dann wurde ich aufgefordert, mich auf eine sehr negative Sache zu konzentrieren. Der Zeiger schlug daraufhin nur unwesentlich aus. Ich fand das Ergebnis mager. Dann fiel mir mein Mantra ein: fünf heilige Namen, die mir bei meiner Einweihung gegeben wurden. Natürlich war ich neugierig, ob und was diese Mantras für einen Effekt haben würden. Ich sagte in Gedanken die Namen, und der Zeiger sprang in vier Bögen bis zum Anschlag. Offenbar gingen nur vier Namen auf den Monitor, der fünfte hatte keinen Platz mehr. Auf die erstaunte Frage des Standbesitzers, was ich Kraftvolles gedacht habe, erklärte ich ihm, dass das mein Mantra gewesen sei.

REFLEXION

Vor Jahren hörte ich in Indien einen Vortrag von Sant Rajinder Singh Ji Maharaj. Er sprach darüber, dass unsere Seele eine Quelle von Weisheit, Liebe und Kraft sei und vom gleichen Wesen wie Gott. Er erklärte, dass wir immer glauben würden, wir seien so klein und Gott sei so weit entfernt – wie könne er uns da hören. Er sagte, dass stimme nicht, Gott sei uns näher, als unsere Halsschlagader. Er sei in uns.

Nehmen Sie sich zum Reflektieren einige Momente Zeit, und stellen Sie sich folgende Fragen:

- Wenn dem so ist, welche Bedeutung hat das für mich?
- Wie kann ich mir Gott oder diese höhere Kraft vorstellen?
- Wie kann ich das denn erfahren – wo gibt es Anhaltspunkte?

Das war es für diese Woche. Nächste Woche geht es weiter. Alles braucht seine Zeit. Wie wäre es, wenn Sie sich ein kleines Tagebuch anlegen, in dem Sie wichtige Erkenntnisse notieren können? Eine andere schöne Idee wäre eine Sammelkiste, in die Sie alles hineinlegen, was Sie unterstützt. Das können Darstellungen, kleine Skizzen oder aufgeschriebene Gedanken sein die Sie nicht verlieren möchten. Unser Gemüt neigt zur Vergesslichkeit. So können Sie sich in Zeiten, in denen Sie Inspiration benötigen, wieder an ihre Kraftquellen erinnern.

Gesundheits-kompass für KÖRPER UND SEELE

Wenn Sie schon einmal Yoga gemacht haben, dürfte Ihnen die Lehre der Chakras bekannt sein. Chakras sind feinstoffliche Energiezentren im Körper, die unsere physische, psychische und spirituelle Gesundheit in Balance halten. Sie werden auch als Energieräder bezeichnet. Entlang der Wirbelsäule liegen sieben Hauptchakras, die sich nach vorn öffnen und ihre Energien ausstrahlen. Sie sind durch feinstoffliche Kanäle, auch Meridiane genannt, miteinander verbunden. Das Wissen über die Chakras findet man bereits in den heiligen Schriften der Inder, der Advaita Vedanta und im Yogasutra. Es ist ebenfalls in der indischen Heilkunst, dem Ayurveda (Sanskrit: Wissen vom Leben), verankert.
Man kennt auch in der chinesischen Heiltradition besondere Energiezentren, die sogenannten Dantian, die den Chakras in vieler Hinsicht ähnlich sind. Bewegungstraditionen wie Tai-Chi und Qigong basieren auf diesen Kenntnissen. Diese Körperübungen sind nicht nur im heutigen China wieder sehr beliebt, auch hierzulande werden allerorts Kurse angeboten.

Wir wissen inzwischen um die Verbindung von Gesundheit und Krankheit in Zusammenhang mit Gedanken, Gefühlen und Lebenshaltung. Der amerikanische Forscher und Entwicklungsbiologe Bruce H. Lipton kam in seinen Forschungen sogar zu dem Ergebnis, dass unsere Gene, unsere Zellen und sogar die DNA durch Gedanken und Einstellungen beeinflusst werden können. Das Chakrasystem bietet viele Einblicke in das Zusammenwirken von Körper und Geist. In diesem Kapitel werden die sieben Hauptchakras mit ihren körperlichen und mentalen Einflüssen beleuchtet.

Bitte wundern Sie sich nicht, manchmal etwas zu erfahren, was Sie vielleicht schon zuvor gelesen haben. Die Themen werden bewusst mehrfach angeschnitten. Zum einen prägen wir uns Dinge durch Wiederholungen besser ein, zum anderen kann aus dem Blickwinkel der verschiedenen Kapitel ein weiterer Aspekt hinzukommen.

Hier eine kurze Übersicht über die sieben Chakras:

- **Erstes Chakra (Wurzelchakra):** Sitz beim Steißbein
- **Zweites Chakra (Sakralchakra):** Sitz etwa sechs Zentimeter unter dem Nabel
- **Drittes Chakra (Solarplexuschakra):** Sitz hinter dem Sonnengeflecht
- **Viertes Chakra (Herzchakra):** Sitz in der Mitte des Brustbeins
- **Fünftes Chakra (Halschakra):** Sitz zwischen Halsgrube und Kehlkopf
- **Sechstes Chakra (Stirnchakra):** Sitz zwischen und hinter den Augenbrauen
- **Siebentes Chakra (Kronenchakra):** Sitz am höchsten Punkt des Körpers, mittig auf dem Kopf

Die sieben Energieebenen

ERSTES CHAKRA – ZURÜCK ZU DEN WURZELN

QUALITÄTEN DES WURZELCHAKRAS:

- Urvertrauen
- natürliche Verbundenheit mit der Erde, dem Leben und allen Geschöpfen
- gesunder Instinkt und Selbsterhaltungstrieb
- vitale körperliche Energie
- aktive Hilfsbereitschaft
- Durchsetzungsfähigkeit

»Die Wurzeln im Boden und die Krone im Himmel«, lautet eine alte Volksweisheit. Eine gute Verankerung hilft, den Stürmen des Lebens gestärkt zu begegnen. Die Erde trägt und nährt uns, Mutter Natur gibt uns Kraft, Geborgenheit und Trost. Wir sind durch feine Antennen mit ihr verbunden.

Das erste Chakra öffnet sich als einziges der sieben nach unten zur Erde. Es liegt zwischen Anus und Genitalien, auf dem sogenannten Damm, und ist mit dem Steißbein verbunden. Dieses Chakra entspricht dem Element Erde. Auf der körperlichen Ebene sind ihm alles Feste wie Knochen, Nägel und Zähne zugeordnet. Es wird in der Farbe Rot wahrgenommen. Im Zentrum des ersten Chakras befindet sich unsere ursprüngliche Lebensenergie. Hier ist vitale Kraft gespeichert, ein Fundament, auf dem unser natürliches Leben aufbaut. Wenn wir eine gute Verbindung zur Erde haben, schöpfen wir hier immer wieder neue Kraft. Versorgt uns diese Ebene mit Energie, fühlen wir uns in der Welt geborgen. Wir haben »sicheren Boden unter den Füßen« und können dem Leben und seinen Anforderungen mit Durchsetzungskraft begegnen.

Dieses Basiszentrum ist mit elementaren Funktionen verbunden, zum Beispiel dem Lebenswillen, der Fruchtbarkeit und dem Instinkt. Es leitet die Energie im unteren Teil des Rückens, des Rumpfes, und in den Beinen. Die Nebennieren sind auch diesem Chakra zugeordnet. Sie produzieren die Stresshormone Adrenalin, Noradrenalin und Cortisol. Diese ermöglichen dem Körper, auf Anforderungen sofort zu reagieren, denn sie stellen augenblicklich Energie zur Verfügung.

LEBEN AUS DEM WURZELCHAKRA

Das erste Chakra bildet das Fundament, die elementare Kraft. Wird das Leben vordergründig aus dieser Energie heraus gelebt, dann haben wir einen guten Instinkt für das Praktische und Realisierbare, wir können gut anpacken. Sicherheit und Besitz spielen eine große Rolle. Eine gewisse Ellbogenmentalität gehört manchmal auch dazu. Meist sind wir dem Essen und Trinken und anderen weltlichen Freuden recht zugetan.

Die Energie des Wurzelchakras wird auch in die anderen Chakras weitergeleitet. Es ist wie bei einer Heizung: Die Wärme wird nicht nur in den unteren Bereich abgegeben, die höher liegenden Räume werden über Verbindungsrohre ebenfalls versorgt. So ist das erste Chakra ein Energiespender für alle anderen Chakras. Auf diese Weise wird vitale Energie, zum Beispiel für geistige Tätigkeiten, für berufliches Engagement oder für Lebensfreude, zur Verfügung gestellt.

UNTERSTÜTZUNG UND FÖRDERUNG:

»Die Pharaonenhaltung«

»Die Kutscherhaltung«

»Mit Muskel- und mit Sehnenkraft«

»Recken, strecken, gute Laune«

- natürliche, vollwertige Nahrungsmittel wie Vollkorngetreide, Hülsenfrüchte (besonders Kichererbsen und Mungbohnen), Nüsse, Samen, Knollengemüse (Sellerie, Karotten, Kartoffeln), rote, naturbelassene Säfte (Rote-Bete-Saft, roter Traubensaft)
- zur Aktivierung ist die Farbe Rot geeignet, zum Beispiel als Kleidung oder als rotes Element in der Wohnung
- Arbeiten mit der Erde, zum Beispiel Gartenarbeit
- Aufenthalt in der Natur
- bewusstes Gehen (in der folgenden Übung wird erklärt, wie das funktioniert)

Bewusstes Gehen

Machen Sie die Übung am besten draußen in der Natur, barfuß oder mit leichten Schuhen. Sie können sie aber auch zu Hause durchführen.
Stehen Sie bequem. Ihre Knie sind locker, Ihre Beine hüftbreit auseinander, und Ihre Füße stehen parallel zueinander. Halten Sie Ihren Kopf aufrecht, und machen Sie ein paar Atemzüge, so, wie es Ihnen guttut. Nehmen Sie den Boden unter Ihren Füßen wahr. Fühlen Sie ihn, als ob Sie ihn mit Ihren Fußsohlen untersuchen. Bleiben Sie eine Weile in dieser Wahrnehmung. Gehen Sie dann langsam los, halten Sie Ihren Oberkörper weiterhin entspannt, und lassen Sie Ihren Atem natürlich fließen.
Stellen Sie sich dabei die Fragen: Wie fühlt sich das an? Trage ich mich, oder trägt mich der Boden?
Vertrauen Sie dem Boden unter Ihren Füßen. Versuchen Sie, einmal loszulassen. Wir müssen nicht unser ganzes Gewicht mit Muskelkraft selbst tragen. Wir können es abgeben. Probieren Sie es jetzt beim Gehen ganz bewusst aus.

Unter den Fußsohlen haben wir kleine Energiezentren. Wenn diese sich öffnen, verbinden sie uns ganz natürlich mit der Erde. Sie sind da, um die Energie von der Erde aufzunehmen und in unseren Körper weiterzuleiten. Hier befindet sich auch ein Energiepunkt, der in China »die sprudelnde Quelle« genannt wird. Dieser wirkt, wenn er aktiviert ist, belebend auf den ganzen Körper und vertreibt Ängstlichkeit und Schwäche. Falls Sie öfter unter kalten Füßen leiden, werden sie durch entspannte und geöffnete Energiezentren besser mit Wärme versorgt.

Nehmen Sie sich etwa 15 bis 20 Minuten Zeit für die Übung. Dadurch entwickeln Sie ein Gefühl für Ihre Verbindung zu Mutter Erde. Wenn Sie sich im Alltag immer wieder daran erinnern, wird das bewusste Gehen allmählich zu einer Gewohnheit werden. Nutzen Sie Ihre üblichen Spaziergänge, um das zu trainieren. Es fördert den Bezug zur Erde und stärkt Ihr erstes Chakra.

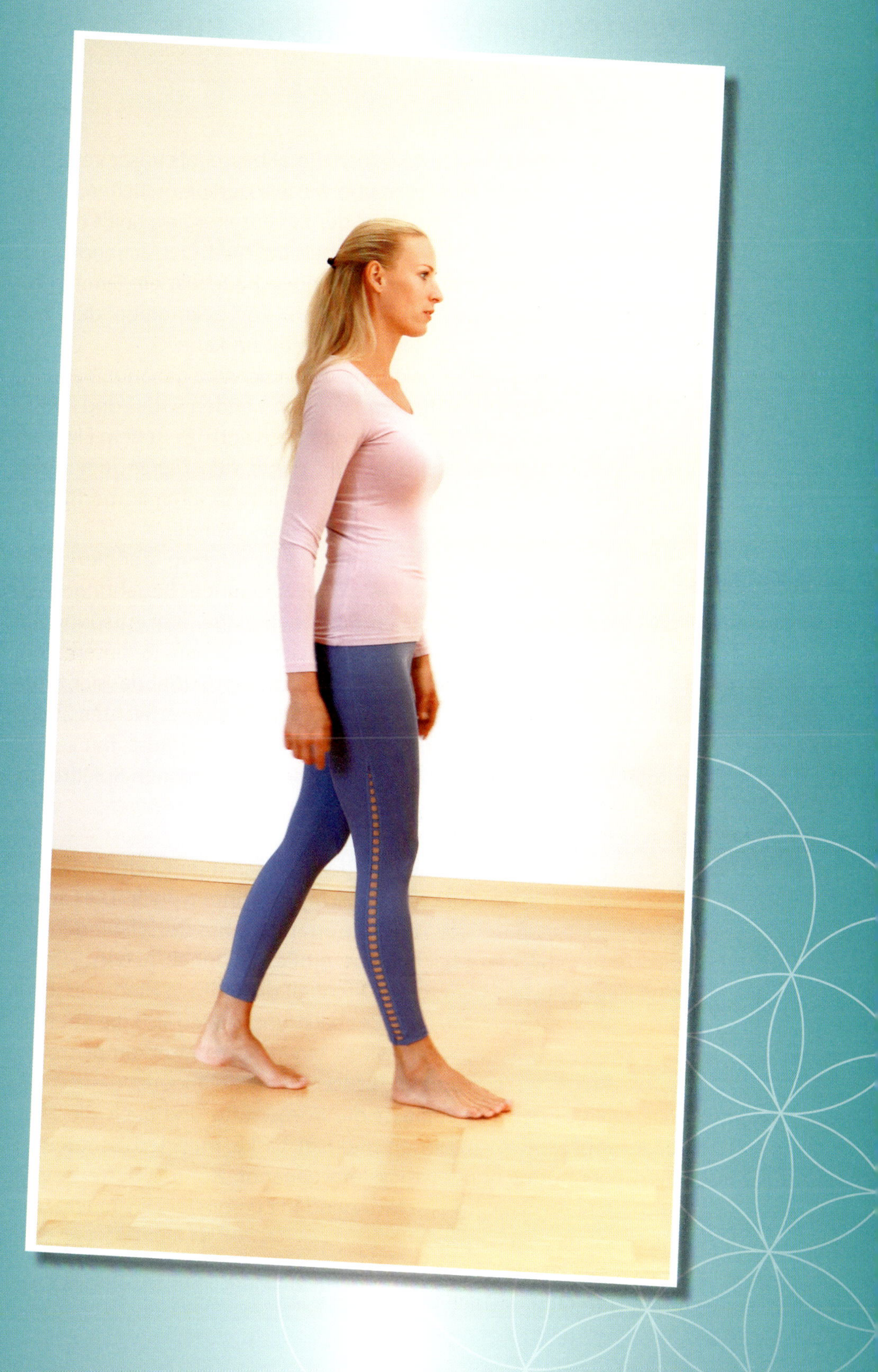

ZWEITES CHAKRA – BAUCHGEFÜHL UND LEBENSFLUSS

QUALITÄTEN DES SAKRALCHAKRAS:

- spontane Lebensfreude
- emotionale Offenheit
- positives soziales Verhalten
- natürliche Beziehungen zu anderen Menschen
- Bauchweisheit
- Humor
- Loslassen von blockierenden Vorstellungen
- Kreativität und Vitalität

Unser Bauch weiß manchmal besser als unser Verstand, was gut für uns ist und was wir gerade brauchen. »Meer des Chi«, also »Meer der Lebensenergie«, heißt der Bereich unterhalb des Nabels in China. Der lachende Buddha mit seinem ausladenden Bauch ist ein Symbol für Freude und Wohlbefinden. Wir bekommen den Eindruck, dass ihn nichts erschüttern kann.

Das zweite Chakra, auch Sakralchakra genannt, befindet sich am vierten und fünften Lendenwirbel und öffnet sich unterhalb des Nabels nach vorn. Es ist dem Element Wasser zugeordnet und damit den Nieren, der Blase, dem Blut, der Lymphe und allen anderen Körperflüssigkeiten. Es schwingt in der Farbe Orange.

In diesem Chakra sammeln sich unsere schöpferischen Kräfte und unsere ungezwungenen Beziehungen zu anderen Menschen. Soziales Engagement entspringt einem natürlichen Sinn für Gemeinschaft. In diesem Zentrum befindet sich unser Selbstwertgefühl, das sich offen in neue Gebiete wagt und sich dann an erreichten Zielen erfreut. Unser Inneres Kind ist hier zu Hause, mit seinen ungefilterten Emotionen, seiner spontanen Spielfreude und seiner Begeisterung für neue Erfahrungen.

Die sensitive Lea Sanders, die seit ihrer Kindheit die Farben der Aura sieht, beschreibt in ihrem Buch »Die Farben deiner Aura«[4], dass die Strahlen eines frei schwingenden zweiten Chakras eine große Schönheit haben. Für sie sind Heuchelei und Mangel an Offenheit die größten Hindernisse für inneres Wachstum. Nach ihrer Beobachtung trüben sich die Strahlen des zweiten Chakras, wenn wir in einen Konkurrenzkampf treten, selbstgerecht werden und uns besser fühlen als andere.

Das zweite Chakra beeinflusst die Körpersäfte und auch die Fortpflanzungsdrüsen wie Hoden und Eierstöcke. Im Griechischen wird die Gebärmutter übrigens Hystéra genannt. Könnte Hysterie vielleicht mit einem nicht frei schwingenden Energiefluss im Bauchraum

4 Sanders, Lea: Die Farben deiner Aura. Wie wir lernen können, unsere Aura und unsere Chakren zu sehen, um uns besser zu verstehen. Goldmann Verlag 1999.

zusammenhängen? Nach der Chakralehre stehen das zweite Chakra und das fünfte Chakra in einer besonderen Verbindung: Der geöffnete Kiefer- und Halsbereich führt ganz natürlich zu einem Öffnen des Bauchbereichs. Singen hat zum Beispiel, wie wir aus Kapitel »Loslassen und die Kraft aus dem Inneren« wissen, einen positiven Einfluss auf unsere Gefühle und bringt blockierte Energie zum Fließen.

LEBEN AUS DEM SAKRALCHAKRA

Das zweite Chakra steht für unsere natürliche Lebensfreude. Ist es geöffnet, sind wir in der Lage, unsere Gefühle loszulassen und fließen zu lassen, was uns frei und authentisch macht. Hier hat Kreativität ihren Ursprung, egal, ob wir Künstler sind oder ob wir einfach unser Heim schön gestalten. Leben wir primär aus diesem Chakra heraus, gehen wir vielleicht ein wenig leichtfertig mit den Dingen um, und Disziplin ist nicht gerade unsere Stärke. Die Energie des Sakralchakras durchfließt alle anderen Chakras. Auf diese Weise können Herz, Verstand und Kommunikation ebenfalls von ihr profitieren. So können wir dem Leben auch im Alltag immer wieder neu und ursprünglich begegnen.

UNTERSTÜTZUNG UND FÖRDERUNG:

»Fit-for-Life-Haltung«

»Spontanbewegung und Körperweisheit«

»Die Herzschlüsselhaltung«

»Singen als Notfallmedizin«

- freies Tanzen, auch Bauchtanzen
- Aufenthalt in der Natur
- Aufenthalt am Wasser
- erfrischendes Bad
- die Farbe Orange zum Vertreiben von Depressionen, zum Beispiel mit Früchten wie Mandarinen und Orangen oder orange Kleidung und Einrichtungsgegenständen
- viel trinken, zum Beispiel klares Wasser oder frisch gepresster Orangensaft

Eine Geschichte darüber, sein eigenes Tempo zu finden

Oft hören wir, dass wir unserem Bauchgefühl trauen sollen. Das ist allerdings nicht immer so einfach, besonders wenn wir uns in einer Situation anzupassen haben, wie es doch recht häufig geschieht. So ging es auch mir, als ich eines Sonntagmorgens, wie üblich, eine Meditation in unserem Haus leitete. Diese zog sich, mit einem anschließenden gemeinsamen Essen, bis zum frühen Nachmittag hin. Mein Mann wartete mittlerweile auf mich, denn wir hatten anschließend einen gemeinsamen Spaziergang geplant, auf den ich mich schon freute. Endlich machten wir uns auf den Weg. Er, nach geduldigem Warten, nun in großer Aufbruchstimmung. Ich, nach meinen durchaus gern getätigten Aufgaben, im Entspannungsmodus. Schnellen Schrittes ging es nun durch den Wald. Zu schnell, fand ich. Ich kam nicht richtig hinterher und spürte eine Missstimmung, sagte aber vorsichtshalber nichts. Je weiter und schneller es ging, desto größer wurde mein Widerstand. Da kam mir innerlich die segensreiche

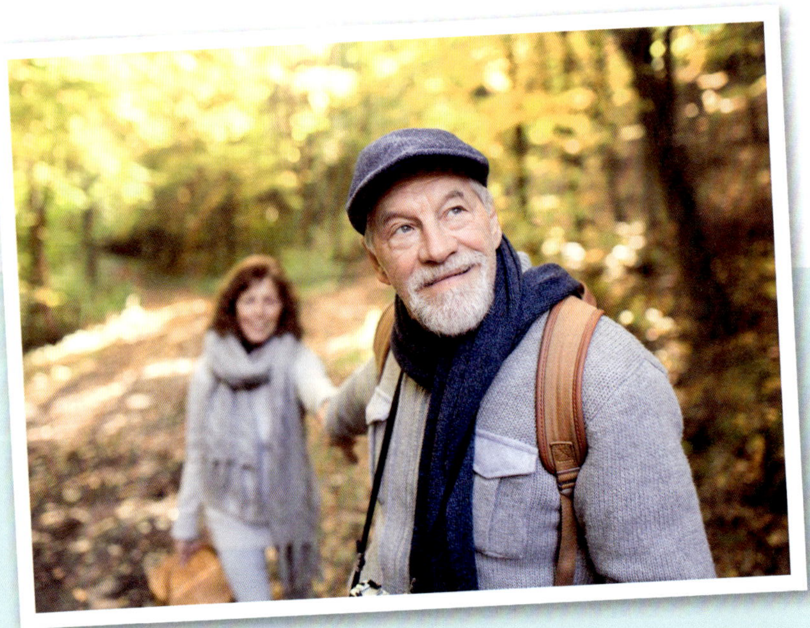

Frage: Wie geht es mir jetzt? Was brauche ich eigentlich? Die innere Antwort kam prompt: Ich brauche mein eigenes Tempo. Ich möchte langsamer gehen. Ich fragte vorsichtig: »Ist es okay für dich, wenn ich einfach langsamer hinterherkomme?« Mein Mann sagte, er hätte nichts dagegen, und schritt strammen Schrittes weiter. Mir schien, er war etwas erleichtert, ich war ihm wohl zu langsam gegangen.

Es tat gut, wieder mein eigenes Schritttempo zu finden und damit mich wieder selbst zu spüren. Dafür war ich sehr dankbar. Nun sah ich ihn ziemlich weit vor mir rasch laufen. Eine Welle der Sympathie kam in mir hoch, und ich dachte mir, dass ich doch eigentlich auch wieder etwas schneller gehen könnte. Es schien, als ob er auch den Wunsch hatte, wieder gemeinsam zu laufen und in seinem Tempo etwas langsamer wurde. Tatsächlich dauerte es nicht lange, und wir beide liefen wieder nebeneinander her. Der Spaziergang war gelungen. Wir hatten uns gegenseitig Raum, in diesem Fall das eigene Schritttempo, gelassen. Es war eine gute Erfahrung, und ich fühlte mich beflügelt.

DRITTES CHAKRA – ANTRIEB UND WILLE

Hinter dem Wunsch zu wachsen, sich auszudehnen, etwas zu erreichen, steht die Antriebskraft des dritten Chakras. Ein Ziel anzustreben, trotz aller Hindernisse und Schwierigkeiten, ist ein Drang, der von diesem Energiezentrum ausgeht. Hier ist das Ich zu Hause, das für seine Belange einsteht.

QUALITÄTEN DES SOLARPLEXUSCHAKRAS:

- Wille und Entschlossenheit
- Zielgerichtetheit
- Selbstbehauptung
- Konzentration
- absichtsvolles Handeln
- Ruhe bewahren in schwierigen Zeiten
- die Mitte als Ausgleich von Oben und Unten
- Kraftzentrum
- Speicher von Licht und Sonnenenergie

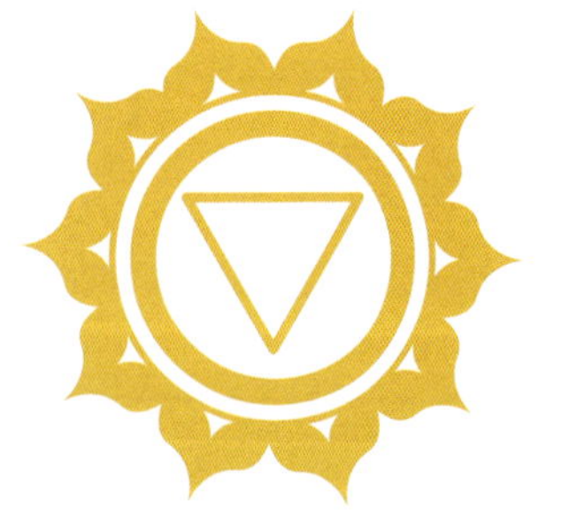

Das dritte Chakra befindet sich in der Magengegend, im Solarplexus, und wird deshalb auch Solarplexuschakra genannt. Es entspringt der Wirbelsäule und öffnet sich nach vorn am unteren Ende des Brustbeins. Es ist dem Element Feuer zugeordnet und strahlt in der Farbe Gelb. Es ist ein Speicher, der Energie von der Sonne und aus dem Licht aufnimmt. Auf der körperlichen Ebene gehören die Verdauungsorgane Leber, Gallenblase, Bauchspeicheldrüse, Magen und Milz zum dritten Chakra. Störungen im Verdauungsbereich, auch wenn sie durch Stress oder emotionale Probleme verursacht werden, lassen auf eine Beeinträchtigung im Bereich des Solarplexus schließen.

Unsere Stimmung hängt unter anderem davon ab, wie viel Energie und Licht wir in diesem Energiefeld sammeln. Wenn das dritte Chakra geöffnet ist, fühlen wir uns wohl und unternehmungslustig. Alles erscheint in einem hellen Licht. Dieses Chakra hängt auch mit der Sinnesfunktion Sehen zusammen. Wenn wir genügend Energie und Licht gespeichert haben, erscheint uns die Welt im Außen schön und hell: Wir projizieren unsere eigene Stimmung automatisch auf die Außenwelt.

Über den Solarplexus nehmen wir Energie aus dem Umfeld und von anderen Menschen auf. So kann sich dieses Chakra bei positiven Erfahrungen auf eine angenehme und belebende Art öffnen. Es kann aber auch ein ängstliches, mulmiges oder flaues Gefühl in der Magengegend auslösen, zum Beispiel, wenn das Energielevel im dritten Chakra gerade schwach ist und man ungeschützt unangenehmen oder sogar aggressiven Einflüssen ausgesetzt ist. Auch eigene aggressive Impulse können von hier aufsteigen.

Das Chakra wird ebenfalls durch eigenes mentales Verhalten und Erleben beeinflusst. Zum Beispiel lassen das Gefühl der Zugehörigkeit,

Freundschaft und Zufriedenheit mit dem eigenen Status dieses Chakra harmonisch schwingen.
Lea Sanders erklärt in ihrem Buch »Die Farben deiner Aura«, dass sich die Strahlen der Chakras durch unser mentales Verhalten verändern. Beim dritten Chakra bewirken Angst und Furcht, auch selbstgewählte Arroganz, ein getrübtes beziehungsweise zusammengezogenes Chakra. Mut bringt hier wieder Gleichgewicht durch klare, starke Strahlen hervor. Frau Sanders beschreibt Selbsttäuschung, Faulheit und Angst vor Veränderung als mentale Schutzpanzer. Die dadurch entstehende trübe Strahlung kann durch Mut, Wahrheitsliebe und Einsicht durchbrochen werden. Das Solarplexuschakra bildet die Mitte zwischen Oben und Unten. Hier werden die Energien aus den unteren Chakras, also die vitalen Kräfte, Antriebe und Gefühle, verarbeitet, transformiert und den höheren Chakras zugeführt. Die oberen Chakras wie das Herzchakra und auch Impulse aus unserem strahlenden, unzerstörbaren Wesenskern beeinflussen die Mitte ebenfalls. Je mehr Einflüsse von hier kommen, was durch Meditation und das Streben nach Wahrhaftigkeit und Ganzheitlichkeit sehr gefördert wird, desto mehr wandelt sich hier allmählich das gelbe Licht des Intellektes zum goldenen Licht der Weisheit. In diesem Chakra befindet sich die Kraft des Gleichgewichtes: Aus der Mitte heraus findet die bewusste, willentliche Gestaltung des Lebens statt.

UNTERSTÜTZUNG UND FÖRDERUNG:

»Die Pharaonenhaltung«
»Mit Muskel- und mit Seelenkraft«
»Recken, strecken, gute Laune«
»Herzschlüsselhaltung«
»Fit-for-Life-Haltung«
»spirituelle Meditation«

- gesundes Selbstvertrauen
- mutiges Handeln
- Umsetzen der wahren Wünsche und Bedürfnisse
- Wärme und Kraft der Sonne mit geschlossenen Augen und ausgebreiteten Armen bewusst in sich aufnehmen
- sonniges Gelb belebt den Intellekt und vertreibt Müdigkeit, gelbe Wände, eine gelbe Decke oder frische Sonnenblumen wirken genauso wie gelbe Kleidung belebend
- Bitterstoffe für die Verdauungsorgane, zum Beispiel Löwenzahn, Wermut oder Artischocke (kann man als Bittertropfen in der Apotheke oder im Bioladen kaufen), Gemüsesorten wie Chicorée, Brokkoli und Rucola, warmes Essen stärkt die Mitte

LEBEN AUS DEM SOLARPLEXUSCHAKRA

Das dritte Chakra, die Ebene des Sonnengeflechts, gibt Struktur, lässt uns Ordnung halten und einen klaren Kopf bewahren. Wenn wir hauptsächlich aus diesem Chakra Energie beziehen, gehen wir Pläne zielstrebig an und setzen sie auch gegen Widerstände durch. Das Gefühl der Zugehörigkeit, seinen Platz zu haben und aktiv zu handeln, gibt uns Sicherheit. Das gelbe Licht dieses Chakras ist mit dem Intellekt verbunden. So findet das Denken in geordneten Strukturen statt. Wir vertreten unseren Standpunkt klar und in der Überzeugung, dass er der richtige ist. Verbinden sich die Energien der oberen Chakras, wie des Herz- oder des Stirnchakras, mit dem Solarplexuschakra, weitet sich unsere Sicht. Leben wir vordergründig aus diesem Chakra, kann uns der Drang nach immer neuen Aktivitäten und Plänen überfordern. Wir werden gereizt und fahren hin und wieder aus der Haut.

Das dritte Chakra ist sowohl zu den oberen als auch zu den unteren Chakras hin geöffnet. Durch das Agieren im Alltag, durch unser mentales Verhalten, durch unsere Herausforderungen machen wir jeden Tag Erfahrungen, entdecken unsere Ressourcen und wenden uns neuen, bewussteren Wegen zu.

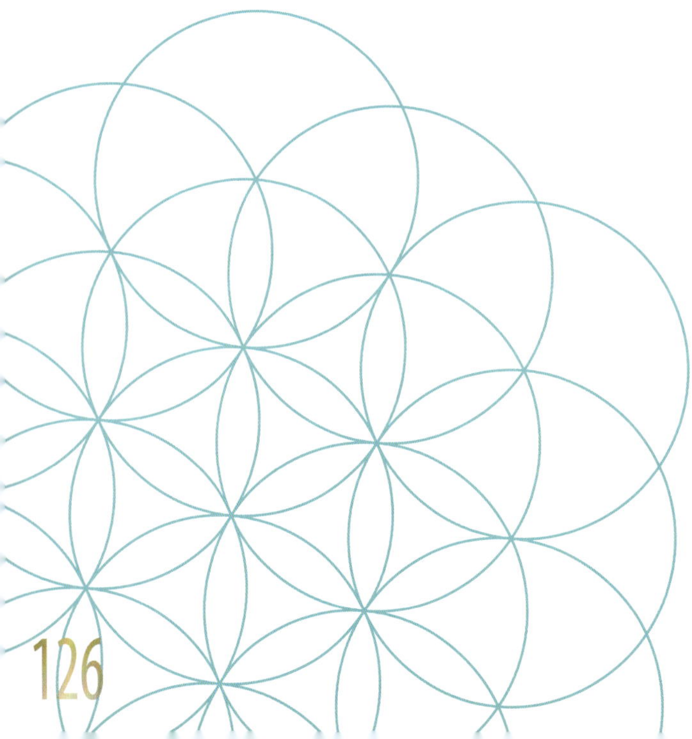

ÜBUNG

Innerer Halt

Auch über die Hände können wir Einfluss auf unseren Energiespeicher nehmen. Setzen oder stellen Sie sich hin, entspannen Sie sich einen Moment, und nehmen Sie ein paar ruhige Atemzüge. Legen Sie nun locker Ihre Daumen an Ihre Mittelfinger, sodass die Fingerkuppen sich sanft berühren. Dadurch bilden beide Finger ganz natürlich einen Kreis. Diese traditionelle Fingerhaltung gibt Kraft und inneren Halt. Probieren Sie es im Alltag aus, zum Beispiel am Schreibtisch, in öffentlichen Verkehrsmitteln oder beim Fernsehen.

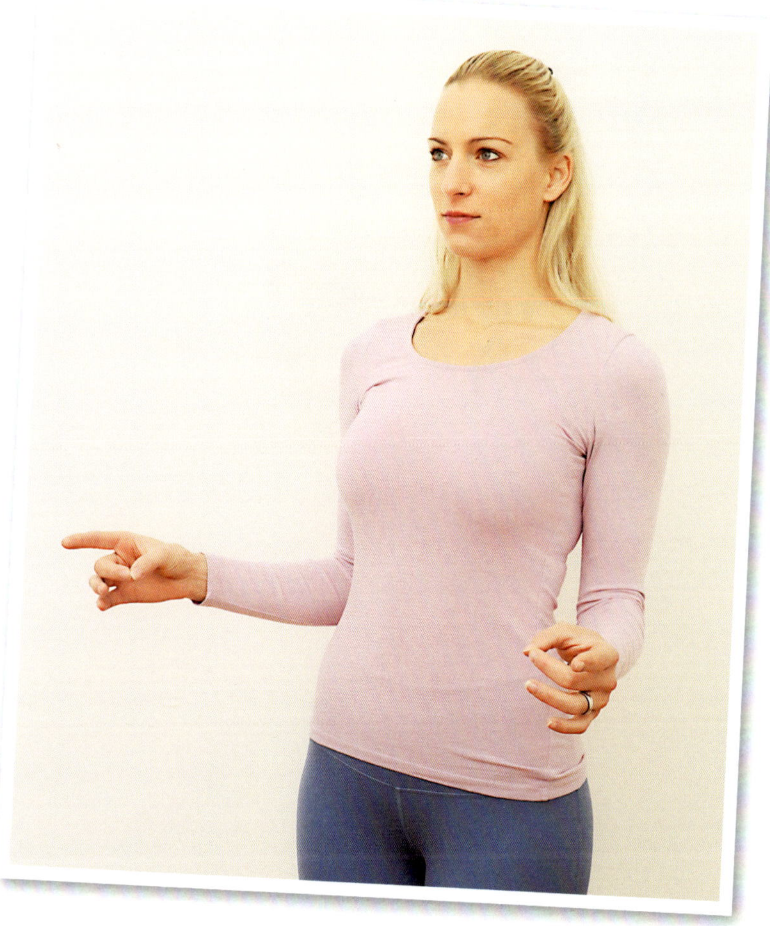

ÜBUNG

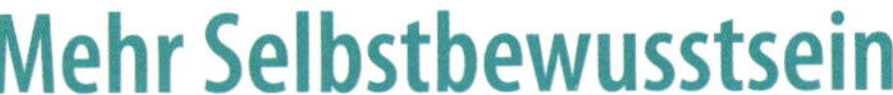

Mehr Selbstbewusstsein

Antrieb und Wille spiegeln sich nicht nur in der gesamten Körperhaltung des Menschen wider, sondern auch in der Haltung des Kopfes. Versuchen Sie einmal, Ihr Kinn ein wenig mehr einzusetzen. Das ist ganz einfach, heben Sie es an, und lassen Sie es aufgerichtet. Sie werden bemerken, dass sich Ihr Blick weitet. Auch die Hals- und Nackenmuskulatur öffnet und entspannt sich. Das hat eine aktivierende Wirkung auf den Solarplexus. Für diese Übung brauchen Sie nur wenige Sekunden Zeit, und sie ist unauffällig. Sie können sie im Alltag anwenden, wo immer Sie gerade sind, zum Beispiel in der Schlange an der Supermarktkasse oder in Menschenansammlungen. Das hält Ihren Kopf aufrecht und fördert Ihr Selbstbewusstsein.

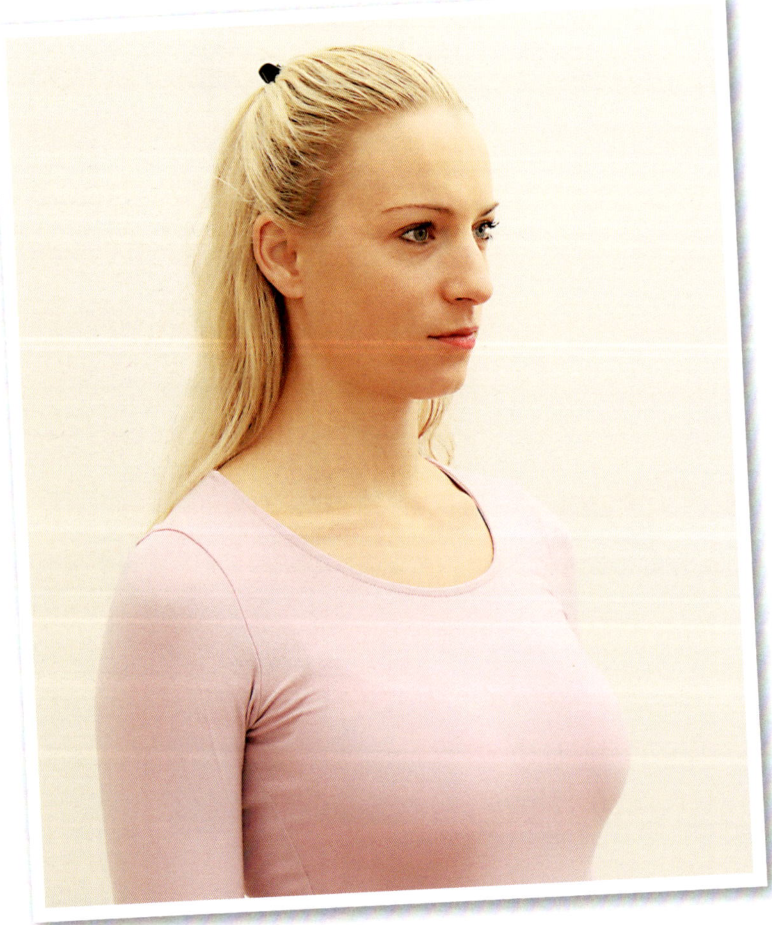

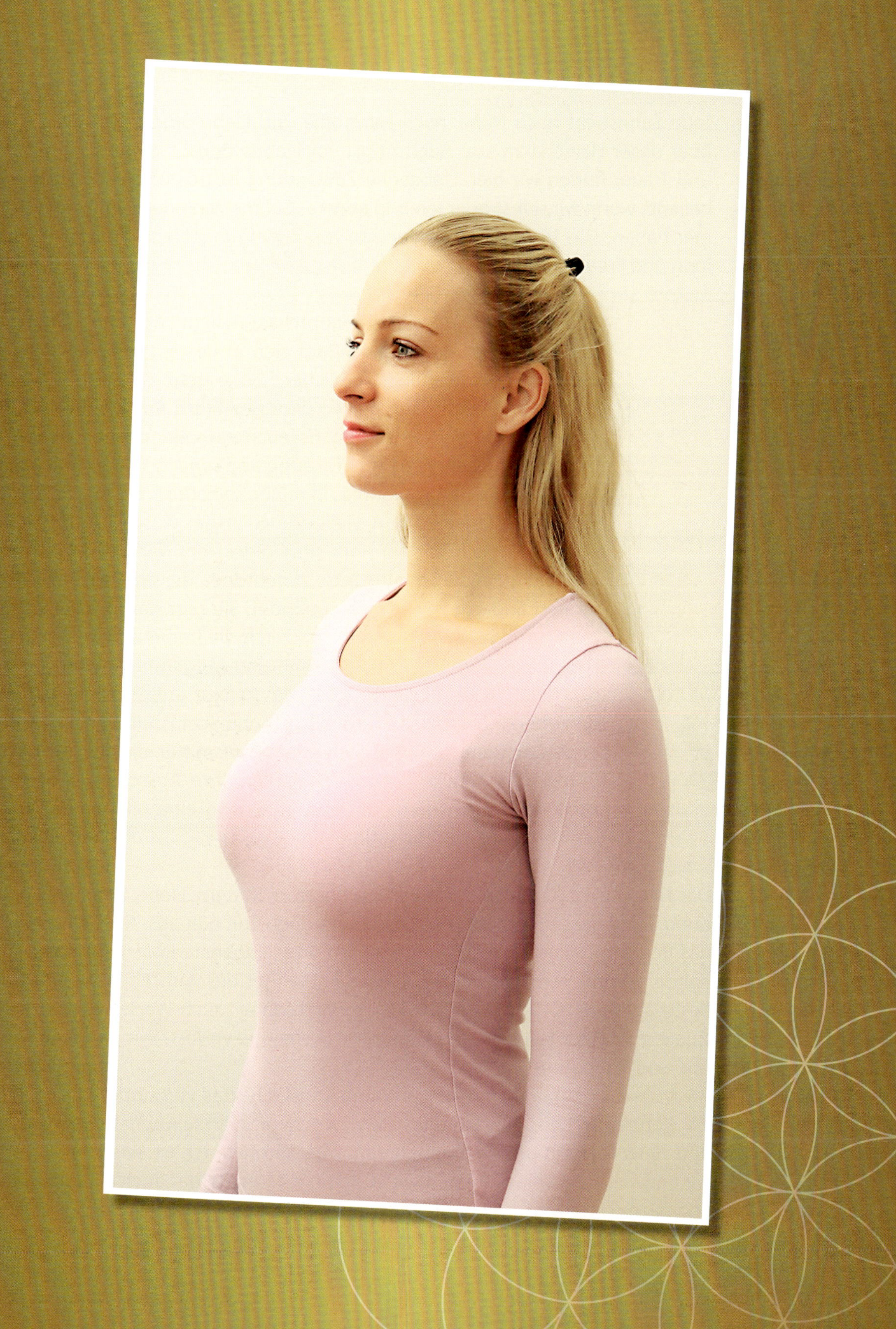

VIERTES CHAKRA – HERZ, LIEBE UND GEFÜHL

Jede Sehnsucht nach Nähe, nach Harmonie und Liebe drückt sich über unser Herzchakra aus. Auch Angst vor Liebesverlust, Schmerz und Trauer finden wir hier. Liebevolle Zuwendung ist tröstend und heilend, wenn wir selbst oder jemand anderes Schmerzen oder Kummer haben. Das Herzchakra ist der Sitz von Zuneigung, Liebe, Heilung und Freude.

QUALITÄTEN DES HERZCHAKRAS:

- Mitgefühl
- Dankbarkeit
- Liebe
- Fürsorge
- Sehnsucht
- Verzeihen

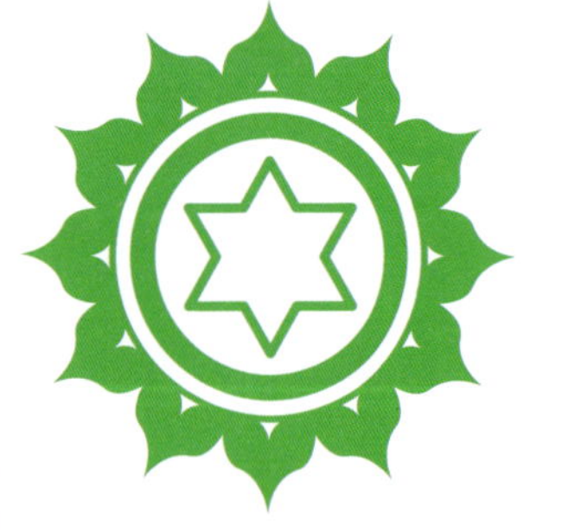

Es ist das vierte der sieben Hauptchakras, liegt zwischen den Schulterblättern und öffnet sich in der Mitte der Brust nach vorn. Auf körperlicher Ebene gehören das Herz, der Blutkreislauf, der vordere Brustkorb und der hintere obere Rücken zu ihm. Es leuchtet in einem hellen Grün und kann eine rosa Färbung und sogar goldene Strahlen annehmen, wenn es in reiner, selbstloser Liebe schwingt. Daher kommt vielleicht auch der Ausdruck »Dieser Mensch hat ein Herz aus Gold«. Dem Herzchakra wird auch die Thymusdrüse zugeordnet, die sich am oberen Ende des Brustkorbs befindet. Sie regt das Immun- und das Lymphsystem an. Durch die Impulse des Herzchakras werden Liebe, Wärme und Mitgefühl ausgestrahlt. Der Einfluss des Chakras umfasst außerdem den oberen Brustkorb bis zum Brust- und Schlüsselbein. In diesem Bereich gibt es viele Neurotransmitter, die als Botenstoffe Glückshormone darstellen. Ihre Ausschüttung wird durch die richtige Atmung und eine offene Haltung ganz natürlich stimuliert.

Das Herzchakra ist ein »Brennpunkt« in unserem System: Liebe, Bindung, Fürsorge und emotionale Offenheit gehen von hier aus. Auch das Bedürfnis, einen geliebten Menschen oder Gegenstand festzuhalten, kommt vom Herzchakra. Daraus entspringt der Wunsch des Besitzen-Wollens. Zu diesem Chakra gehören daher auch Wechselspiele, zum Beispiel Liebe und Eifersucht, Besitz und Verlust, Sympathie und Antipathie.

Auch dieses Chakra ist mit den anderen Körperchakras verbunden. Wir können lernen, den Energiestrom zwischen Solarplexuschakra und Herzchakra in uns wahrzunehmen, was sehr hilfreich ist. Wenn wir im Solarplexus sind, agieren wir aus dem Ich heraus, das auch als Ego bezeichnet wird. Wenn der Energiestrom zum Herzen geht, entwickeln wir automatisch mehr Mitgefühl und wir werden milder und liebevoller. Die Einflüsse aus den oberen Chakras bewirken, dass sich unser Herzchakra mehr für die selbstlose und uneigennützige Liebe öffnet. Damit wächst die Bereitschaft, anderen kreativ zu helfen und mit ihnen zu teilen, was wir besitzen. Es ist eine Energie der Heilung und Fürsorge, die anderen etwas zufließen lässt und einen selbst dabei aus der Begrenzung befreit. Das ist meist mit den Gefühlen Glück und Freude verbunden.

LEBEN AUS DEM HERZCHAKRA

Das vierte Chakra steht für Liebe, Wärme und das Gefühl des Einsseins mit anderen. Darum bedeutet uns die Nähe zum Partner, zur Familie, zu den Kindern und Freunden sehr viel, wenn dieses Chakra besonders aktiv ist. Auch unser Heim soll ein Ort des Wohlfühlens sein. Die Ebene des Herzchakras macht unser Leben schöner und reicher. Wehe, wenn es zu Missverständnissen oder Missachtung kommt, das kann sehr tief verletzen. Aber in so einem Fall gibt es Vergebung und Versöhnungen.
Es heißt, das Herzchakra ist das Zentrum des intuitiv fühlenden Bewusstseins. Mit ihm erfassen wir den wahren Sinn der Dinge. Wir sollten dem folgen, was wir tief in unserem Herzen fühlen. Sonst entwickeln wir mit der Zeit Schwäche, weil wir uns nicht mehr treu sind. Wenn wir uns selbst, unseren Gefühlen und unser tief empfundenen Wahrheit folgen, dann gibt uns das ein Gefühl der inneren Stärke. Manchmal müssen wir im Leben auch Schmerz und Verlust erfahren, das zerrt an den empfindlichen Saiten des Herzens. Die Sensoren werden dadurch jedoch feinfühliger und weiter, und wir können die Herzen der anderen immer besser verstehen.

UNTERSTÜTZUNG UND FÖRDERUNG:

»Die Herzschlüsselhaltung«
»Die Herzheilung«
»Die Urgebetshaltung«
»Fit-for-Life-Haltung«
»Singen als Notfallmedizin«
»spirituelle Meditation«

- ein Spaziergang im Wald
- Liebe und Selbstliebe
- Versöhnung
- Freude
- sich entschuldigen
- Dankbarkeit
- Mitgefühl
- die Farbe Grün stärkt das Chakra, zum Beispiel in Nahrungsmitteln, wie Salate, frische Kräuter und Green Smoothies
- Kakao hat eine beruhigende und stärkende Wirkung auf Herz und Kreislauf, zum Beispiel als Heißgetränk mit etwa zwei Teelöffeln Bitterkakao (Bioqualität), etwas Hafermilch oder Sahne (nach Geschmack mit Rohrohrzucker süßen und mit heißem Wasser füllen)

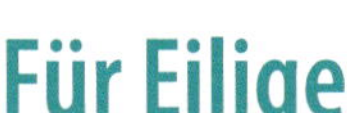

Für Eilige

Diese Übung ist aus der Kinesiologie und arbeitet mit zwei effektiven Reflexpunkten, die aus der Akupunktur bekannt sind. Massieren Sie mit Ihrem Daumen und ein bis zwei Fingern mit etwas Druck die zwei kleinen Kuhlen, die unter dem Schlüsselbein, rechts und links vom Brustbein, liegen. Legen Sie dabei die andere Hand auf den Bauch (Bauchnabel). Wechseln Sie nach 20 bis 30 Sekunden die Hände.

Diese Übung fördert Ihre Motivation und macht Sie wach. Sie erhöht Ihr Energielevel und regt die Ausschüttung von Glückshormonen an. Die Stimulation dieser beiden wichtigen Reflexpunkte verbessert die Aufnahme von Sauerstoff und die Blutzufuhr im Gehirn und fördert den Ausgleich der linken (logisches Denken) und der rechten (kreatives Denken) Gehirnhälfte. Ich habe aus der Kinesiologie gehört, dass »manche ihre zwei Rubbelpunkte schon ganz blank« gerieben hätten. Das spricht für Beliebtheit und die Wirkkraft der Übung.

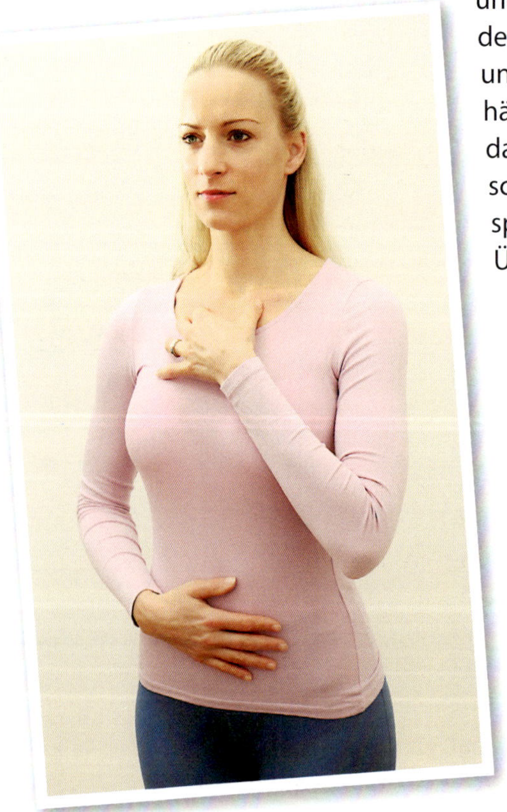

FÜNFTES CHAKRA – KOMMUNIKATION, AUTHENTIZITÄT, KREATIVITÄT

Das Halschakra stellt eine wichtige Verbindung zwischen den unteren Chakras und dem Kopfzentrum dar. Im fünften Chakra ist die Kommunikation angesiedelt. Durch den Hals und die Kehle wird alles, was in uns lebt, zum Ausdruck gebracht. Das Halschakra ist eine Brücke zwischen Denken und Fühlen. Es ist ein Mittelpunkt für den Austausch mit der Außenwelt, aber auch mit unserer Innenwelt, das heißt für Inspiration und das Hören auf die innere Stimme.

Das fünfte Chakra entspringt der Halswirbelsäule und öffnet sich zwischen der Halsgrube und dem Kehlkopf nach vorn. Es schwingt in einem feinen, hellen Blau, manchmal auch silbrig. Es wird dem Element Äther zugeordnet. Auf körperlicher Ebene gehören die Sprechorgane, der Kieferbereich, die Ohren, der Hals und der Nacken, die Lunge und die Bronchien zum Halschakra. Auch die Schilddrüse zählt dazu, eine wichtige Hormondrüse, die an vielen Stoffwechselprozessen und Funktionen des Körpers beteiligt ist. Sie befindet sich unterhalb des Kehlkopfes.

QUALITÄTEN DES HALSCHAKRAS:

- Verbindung zwischen Denken und Fühlen
- Kommunikation
- Selbstausdruck
- Kreativität
- Reflexion über die Außenwelt
- Selbstreflexion
- Unterscheidungsfähigkeit
- Inspiration
- Intuition

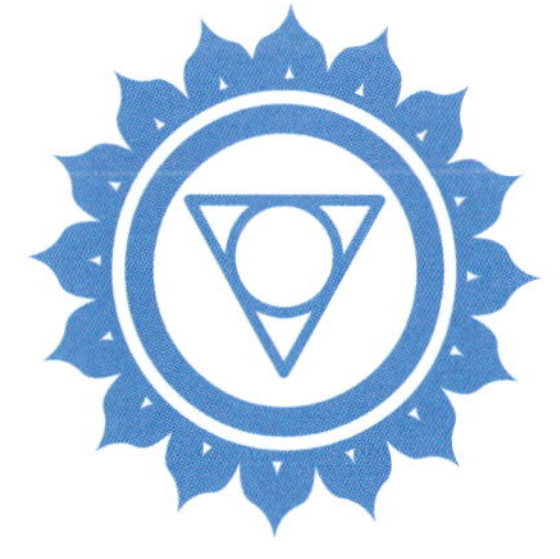

Über das Halschakra können wir uns selbst und unser Wesen zum Ausdruck bringen, mit der Stimme durch Worte, Töne, aber auch durch Lachen oder Weinen. Ebenso zeigen unsere Gesichtsausdrücke oder spontane Gesten, wie wir uns gerade fühlen oder was uns ausmacht. Wenn wir das, was wir im Herzen fühlen, ausdrücken können, entsteht ein Gefühl der Freude oder Erleichterung. Manchmal sind wir jedoch nicht in der Lage, das zu tun. Da im Halschakra Gefühle, Gedanken und Konflikte mit der Außenwelt verarbeitet werden, kann es in diesem empfindlichen Bereich zu Spannungen und Verhärtungen kommen. Denken wir dabei an den bekannten Kloß im Hals oder an Momente, in denen uns etwas die Sprache verschlägt. Es kann auch zu gesundheitlichen Problemen im Hals-, Ohren- und Bronchialbereich kommen, wenn dort der Energiefluss gestört ist. Mit der Energie aus diesem Chakra können wir unser wahres Wesen verstecken, indem wir durch geschliffene, überhebliche Gesten oder gestelzte Worte eine Fassade aufbauen.

UNTERSTÜTZUNG UND FÖRDERUNG:

»Die Urgebetshaltung« und aus dem gleichen Kapitel der Abschnitt »Nutzen und Heilwirkung«

»Singen als Notfallmedizin«

»Spontanbewegung, gute Laune, Gesundheit«

»spirituelle Meditation«

- freies Tanzen
- das helle Blau und die Weite des Himmels betrachten
- sich und sein Wesen zum Ausdruck bringen
- offen werden für die Lebensaufgabe (wo es einen wirklich hinzieht)
- auf seine Impulse hören
- Loslassen
- Früchte, frische Säfte, Salbeitee, Matcha-Tee (Bioqualität), Blaubeeren
- hellblaue bis türkisblaue Kleidung
- hellblaue Wandfarbe, türkisblaue Bilder in der Wohnung
- frische Blumen als Dekoration, zum Beispiel Vergissmeinnicht

Um sich selbst besser zu verstehen und zum Ausdruck zu bringen, können kreative Formen wie Singen, freies Tanzen oder schauspielerisches Improvisieren eine Hilfe sein. Künstler drücken ihre Innenwelten aus. Dabei werden ihre kreativen Werke aus Musik, Malerei, Gesangs- und Darstellungskunst auch zur Inspiration für andere. Wenn die Energien im feinen, hellblauen Halschakra offen fließen, können wir unsere Schwächen und unsere Stärken frei ausdrücken – wir sind authentisch. Diese innere Aufrichtigkeit hilft, dass sich auch auf körperlicher Ebene Muskelverhärtungen lösen können, zum Beispiel im Gaumen, in der Zungenwurzel oder im Kieferbereich. Es kann auch unauffällige Verklebungen hinter den Gehörgängen und im hinteren Halsbereich lösen und diese Räume weiten. Das kann günstig auf die Inspiration und die Intuition wirken.

LEBEN AUS DEM HALSCHAKRA

Wenn wir unsere Energie zum Großteil aus dem Halschakra beziehen, haben wir Freude an Unterhaltungen, inspirierender Wissensvermittlung und besitzen eine gewisse Leichtigkeit. »Sekt« liegt in der Luft. Wenn sich die Energie der Kommunikation aus dem fünften Chakra mit der Herzebene des vierten Chakras verbindet, kann dieser Austausch erfüllend sein und glücklich machen: Kommunikation verbindet und schafft einen weiten Raum. Besonders in der heutigen Zeit mit ihren technischen Möglichkeiten. Wer gut reden kann, kann sich und seine Ideen vertreten. Aber auch in der Ruhe liegt die Kraft. Wenn wir in uns selbst ruhen, können wir uns über dieses Chakra unserer Intuition öffnen.

Eine Geschichte über die Öffnung des Herzens

Ich besuchte vor vielen Jahren ein Selbsterfahrungsseminar über Musiktherapie und archetypische Haltungen. Eine Übung, die wir machten, befasste sich mit der Reinigung und dem Lösen von Blockaden im Herz- und Halsbereich. Wir atmeten durch den Mund ein und aus, und mussten dabei laut ein Mantra sprechen. Ich bemerkte, dass das direkt in mein Herz ging. Plötzlich fühlte ich, wie sich mein Herz buchstäblich öffnete. Und da brach es aus mir heraus, in Form von Weinen, Schluchzen und schmerzhaftem Stöhnen. Ich staunte über mich selbst, denn ich hatte vorher keine Ahnung, was alles in meinem Herzen war und sich nun über laute Emotionen Luft machte.

Im zweiten Teil der Übung gingen wir im Raum umher. Es fühlte sich etwas merkwürdig an, mich jetzt zaghaft mit diesem offenen Herz- und Halsbereich zu bewegen. Da kam mir ein rettender Gedanke: Ich hatte nicht nur ein zartes Herz und einen offenen Halsbereich. Ich hatte auch Schultern, die nicht zart waren, sondern stark, und diese können mich, zusammen mit meinen Armen, schützen. Wie ein Schutzschild schützten meine kräftigen Schultern und Arme fühlbar die zarten Bereiche von Herz- und Halschakra.

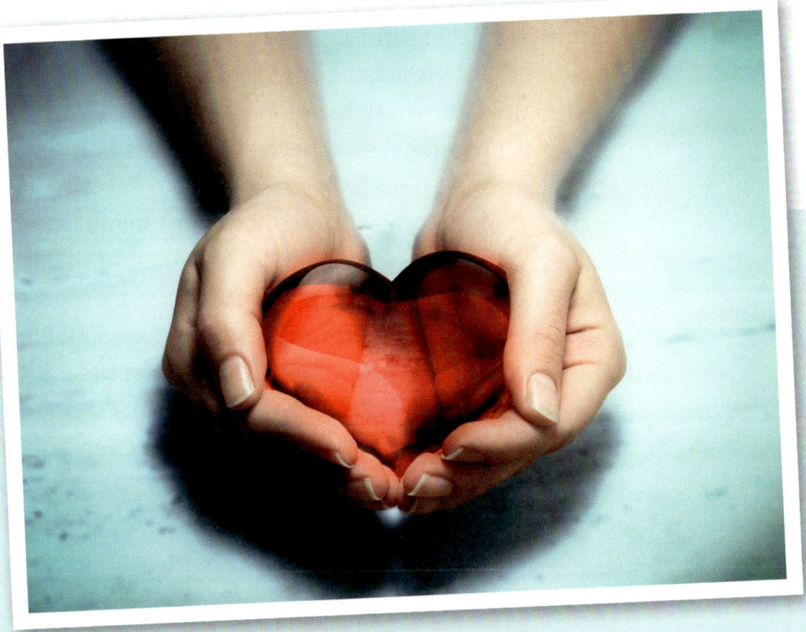

SECHSTES CHAKRA – ERKENNTNIS UND SPIRITUALITÄT

QUALITÄTEN DES STIRNCHAKRAS:

- konzentriertes Denken
- klare Vorstellungskraft
- Empfangsstation für das innere Licht und den inneren Klang
- Selbsterkenntnis
- die Seele erfahren

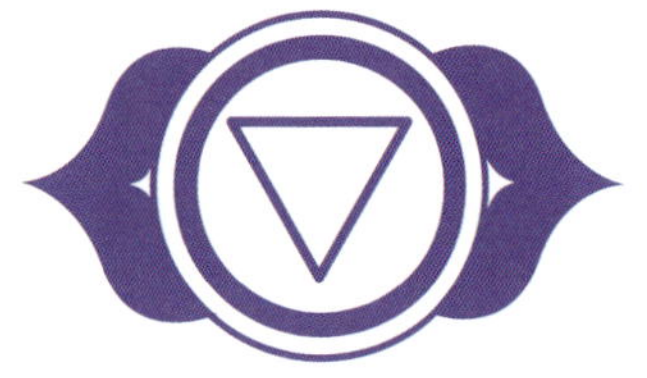

Das sechste Chakra wird auch das Dritte Auge oder das Auge der Erkenntnis genannt. Es ist der Ort, von dem aus sich unsere geistigen Kräfte weiterentwickeln und an dem sich das Bewusstsein für neue Erkenntnisse, Möglichkeiten und Fähigkeiten öffnet, die in uns schlummern. Es ist auch ein Ort der Klarheit, Konzentration und des höheren Verstandes. Das sechste Chakra befindet sich in der Mitte des Kopfes und öffnet sich auf der Stirn zwischen den Augenbrauen. Es schwingt in einem Indigoblau, vergleichbar mit einem tiefblau strahlenden Nachthimmel. Das Gesicht, alle Sinne, das Kleinhirn und das zentrale Nervensystem gehören auf körperlicher Ebene zum Stirnchakra. Auch die Hypophyse, eine Hormondrüse, die die anderen Drüsen steuert und an vielen Organfunktionen beteiligt ist, bezieht ihre Energie aus diesem Chakra.

Das Stirnchakra ist ein Zentrum für Konzentration, klare Vorstellungen und zielgerichtetes Denken. Versucht man zum Beispiel, sich eine bestimmte Situation klar vor Augen zu führen, so konzentriert sich an dieser Stelle spürbar die Energie. Die gesammelte Gedankenkraft kann sich auch mit unseren Vorstellungen, Wünschen und tieferen Beweggründen verbinden. So werden Gebete manchmal als eine hingebungsvolle Sammlung aller Wünsche und Gedanken verstanden.
Die spirituelle Entwicklung bezieht sich auf den ganzen Menschen. Daher stammt auch der Begriff »ganzheitlich«, wie er zum Beispiel für »ganzheitliche Heilung« verwendet wird. Im besten Fall arbeiten dabei alle Chakras harmonisch zusammen, und jedes Chakra wirkt unterstützend in seiner besonderen Dynamik. Wenn man nach Selbsterkenntnis strebt, gewinnen auch die geistigen Gesetze an Bedeutung, und man versucht, mit diesen in Einklang zu kommen. Wir finden Hinweise auf die Bedeutung von Liebe, Mitgefühl und Hilfsbereitschaft in allen Religionen. Sie zu entwickeln, dient nicht etwa dazu, ein guter, frommer Mensch zu sein, sondern sie entsprechen den höheren Gesetzen von Liebe und Einheit. Das Ego, Stolz und Überheblichkeit stehen dem entgegen und sind daher für die Entwicklung hinderlich.

Das Dritte Auge stellt in seiner höheren Funktion eine Art Empfangsstation für die Seele dar. Man findet Hinweise darauf und Darstellungen davon in unterschiedlichen Kulturen, wo es auch »Sitz der Seele« oder »Einzelauge« genannt wird. Es öffnet unsere Wahrnehmung für das höhere Bewusstsein über Meditation und Konzentration darauf. Dadurch entwickeln sich allmählich unsere höheren Geisteskräfte, und wir erkennen langsam, was der tiefere Sinn des menschlichen Lebens ist. Wir verstehen, dass spirituelles Bewusstsein eine wertvolle Bereicherung für unser Leben ist. Wir merken aber auch, dass wir nicht einfach glauben müssen, was die Weisheitslehrer gesagt und geschrieben haben, sondern selbst erkennen dürfen, dass wir eigene Möglichkeiten haben, dieses spirituelle Potenzial zu entwickeln.
Das Dritte oder Einzelauge stellt eine Art Pforte oder Tor dar, das sich nicht in die äußere, sondern in die innere, seelische Welt hin öffnet. Durch Konzentration und Meditation werden wir allmählich bewusster. Durch das Dritte Auge kommen wir mit dem bewussten Lebensstrom von Licht und Ton in Verbindung. Normalerweise ist das Dritte Auge geschlossen. Ein kompetenter spiritueller Meister kann uns in die Meditation auf den Licht- und Klangstrom einweisen und das Dritte Auge öffnen.

LEBEN AUS DEM STIRNCHAKRA

Wenn wir vom sechsten Chakra geprägt sind, sind unsere Vorstellungen durchdacht, und wir können gut und strukturiert organisieren. Aber das Stirnchakra hat noch eine andere Ausrichtung: Es kann sich für höhere Erkenntnisse öffnen. Das kann uns mit großer Freude und Begeisterung erfüllen. Unser Denken und unsere Überzeugungen erleben dadurch oft einen Wandel. Vielleicht möchten wir deshalb plötz-

UNTERSTÜTZUNG UND FÖRDERUNG:

»Die Pharaonenhaltung«
»Die Herzschlüsselhaltung«
»spirituelle Meditation«

- den tiefblauen, sternenübersäten Nachthimmel betrachten
- über die Tiefe des nächtlichen Himmelsraums und die erhabene Ruhe staunen
- eine ausgeglichene Lebensweise
- Gebete
- ethische Werte leben
- eine vegetarische Ernährung mit Gemüse, Getreide, Hülsenfrüchten, Nüssen, Früchten und wenigen Milchprodukten

lich bewusster leben, gesündere Essgewohnheiten ausprobieren und meditieren lernen. Vielleicht verstehen wir nicht, warum unsere Umgebung diese Einsichten und Erkenntnisse nicht mit uns teilt. Lassen wir es also lieber langsam angehen! Die Erfahrungen in unserem alltäglichen Leben mit den Menschen, die zu uns gehören, und mit unserer Arbeit lehren uns, Geduld zu entwickeln. Die Energien der unteren Chakras, Willenskraft, Liebe und eine gute Erdung, helfen uns hierbei. Auf diese Weise kann das Geschenk der Spiritualität, das wir erhalten, unser und das Leben der anderen bereichern.

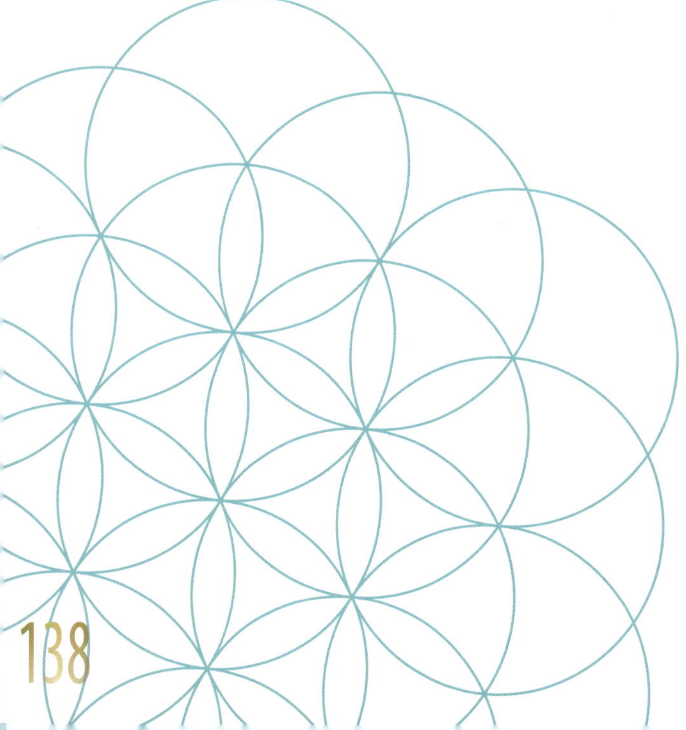

Eine Geschichte über Gehmeditation

Mein Mann liebt die Berge, ganz besonders den Großglockner. Er gönnt sich dort hin und wieder einmal eine kleine Auszeit, eine Art Pilgerwanderung. Dabei übt er sich beim Wandern in der Konzentration, das heißt, er ist bestrebt, seine Aufmerksamkeit am Dritten Auge zu sammeln. Er geht ganz bewusst, Schritt für Schritt in seinem eigenen Tempo, am besten allein, denn Gespräche würden nur ablenken. Bei jedem Schritt spricht er ohne Unterbrechung laut ein Mantra, darauf bedacht, mit der Konzentration am Einzelauge zu bleiben. Eine gewisse Anstrengung beim Aufwärtsgehen hilft ihm sogar, dass keine ablenkenden Gedanken kommen. Nach einiger Wanderzeit, in der er nun voll konzentriert ist, geht er dazu über, das Mantra innerlich zu sagen. Seine Aufmerksamkeit liegt jetzt schon automatisch am Dritten Auge. Dieses Training macht ihm viel Freude. Er sagt, es hilft ihm sehr bei der Konzentration in der Meditation.

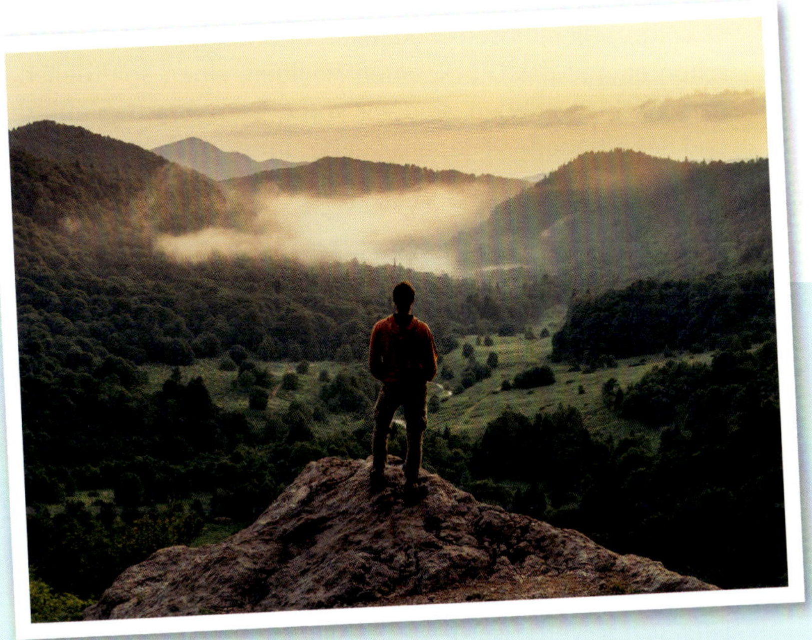

SIEBTES CHAKRA – VOLLENDUNG

QUALITÄTEN DES KRONENCHAKRAS:

- Liebe und Mitgefühl
- konstante Verbundenheit mit der Schöpferkraft
- Reinheit
- pure Freude
- Segen für andere

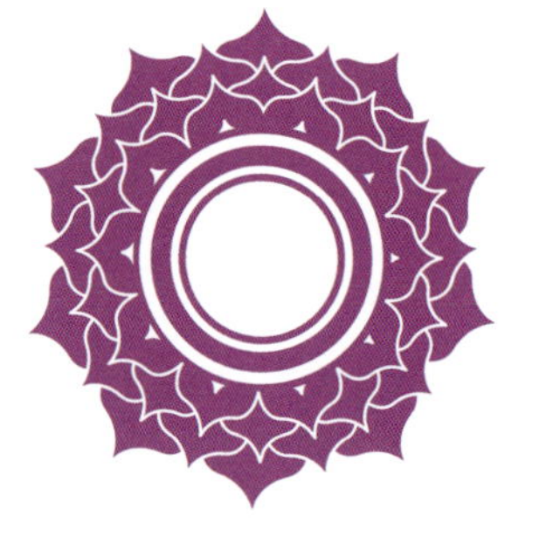

Wenn alle Chakras harmonisch zusammen schwingen und wir uns unserer innewohnenden Göttlichkeit vollkommen bewusst sind und daraus leben, bildet das Kronenchakra die Vollendung. Das ist ein sehr erhabener Zustand. Darin finden wir Heilige und Menschheitslehrer, die selbst diesen hohen Grad der Erleuchtung erlangt haben und den Menschen aus Liebe und Mitgefühl Wege zum spirituellen Erwachen und einem friedvollen Leben aufzeigen.
Das siebte Chakra entspringt mittig auf dem höchsten Punkt des Kopfes, beziehungsweise ein wenig oberhalb davon, und öffnet sich als »tausendblättriger Lotos« nach oben. Es erstrahlt in den Farben Weiß, Violett oder Gold. Violett ist die Farbe der Meditation und der Hingabe. Auf körperlicher Ebene hat es Einfluss auf das Großhirn und die Zirbeldrüse, die an verschiedenen Hormonprozessen beteiligt ist, zum Beispiel der Produktion von Melatonin.

Das Chakra vereint die Farben und Schwingungen aller anderen Chakras. Es heißt, dass diese durch die hohe Strahlung des Kronenchakras transformiert werden. Das Licht des Stirnchakras und das Licht des Kronenchakras beeinflussen unsere Körperzellen, unsere Gedanken und unsere Intuition. Hatten wir schon einmal das Glück, einen Heiligen, einen spirituellen Meister persönlich zu erleben, sind wir von dessen Ausstrahlung der Liebe und des erhabenen Friedens tief berührt.

LEBEN AUS DEM KRONENCHAKRA

Hier kann ich nur davon berichten, was ich in der Gegenwart von einem hohen spirituellen Meister beobachtet und gefühlt habe: Er ist von einer völlig natürlichen Haltung und spricht in einfachen, leicht verständlichen Worten. Er begrüßt bei Versammlungen alle Leute, ob einfach, gebildet, alt oder jung, indem er stundenlang durch die Reihen geht. Man hat die Möglichkeit, von seinen Sorgen zu berichten und um Hilfe zu bitten. Man erfährt Hilfe. Ein Strom von Liebe strahlt vom Meister aus. Man fühlt sich erhaben und entwickelt selbst den Eifer, sich zu verbessern.

Auf die Entfaltung aller unteren Chakras konnten wir durch Übungen konkret einwirken. Bei dem höchsten Chakra können wir nur loslassen und uns öffnen, sodass die kosmische Energie durch uns hindurchfließt. Aus diesem Grund gibt es für das letzte Chakra keine Übung.

UNTERSTÜTZUNG UND FÖRDERUNG:

- spirituelle Meditation auf das innere Licht und den inneren Ton
- Regelmäßigkeit in der Meditation
- ethische Werte leben
- Liebe und Mitgefühl
- Gebete
- an sich und seinen Unzulänglichkeiten arbeiten
- eine ausgeglichene Lebensweise
- eine vegetarische Ernährung

Ausklang

Wir alle sind einmalig. Jeder bringt besondere Fähigkeiten mit und hat seine Aufgaben. Je besser wir uns selbst kennen, desto besser können wir die anderen verstehen. Denn wir sind letztlich alle gar nicht so verschieden, wie wir manchmal glauben. Neunundneunzig Prozent aller Gene von uns Menschen sind gleich. Das hat eine internationale Forschungsarbeit, das Humangenomprojekt, herausgefunden.

Das Verständnis von den Chakras kann dazu beitragen, unsere eigenen Dynamiken besser zu verstehen. Und dann fällt es uns auch leichter, die anderen zu verstehen und sie so sein zu lassen, wie sie sind. Wenn zum Beispiel ein realistischer Mensch, der aus dem Solarplexuschakra heraus agiert, von den luftigen Ideen seines vom Halschakra geprägten Gegenübers überzeugt werden soll, braucht es einiges an Toleranz und Geduld. Manchmal hilft auch eine Prise Humor.

Wir alle sind noch nicht vollkommen. Statt auf die Schwächen der anderen mit Verurteilen zu reagieren, können wir Mitgefühl entwickeln. Werden wir nicht stolz, wenn wir bessere Karten ausgeteilt bekommen haben, sondern sagen wir innerlich Danke! Liebe überwindet alle Gegensätze am leichtesten. Es heißt, der Mensch ist ein Same des Allerhöchsten. Und jeder von uns ist mit diesem einmaligen Potenzial ausgestattet.

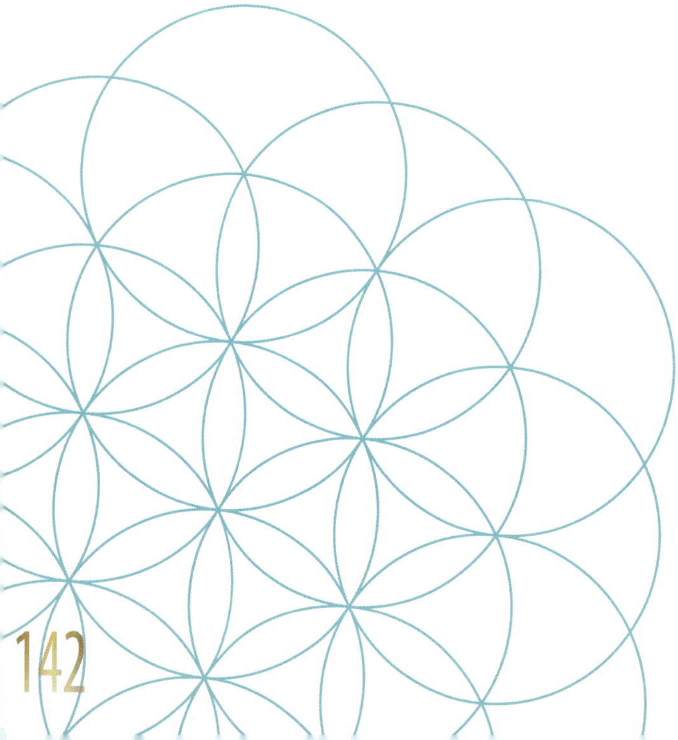

Der Alltag als CHANCE

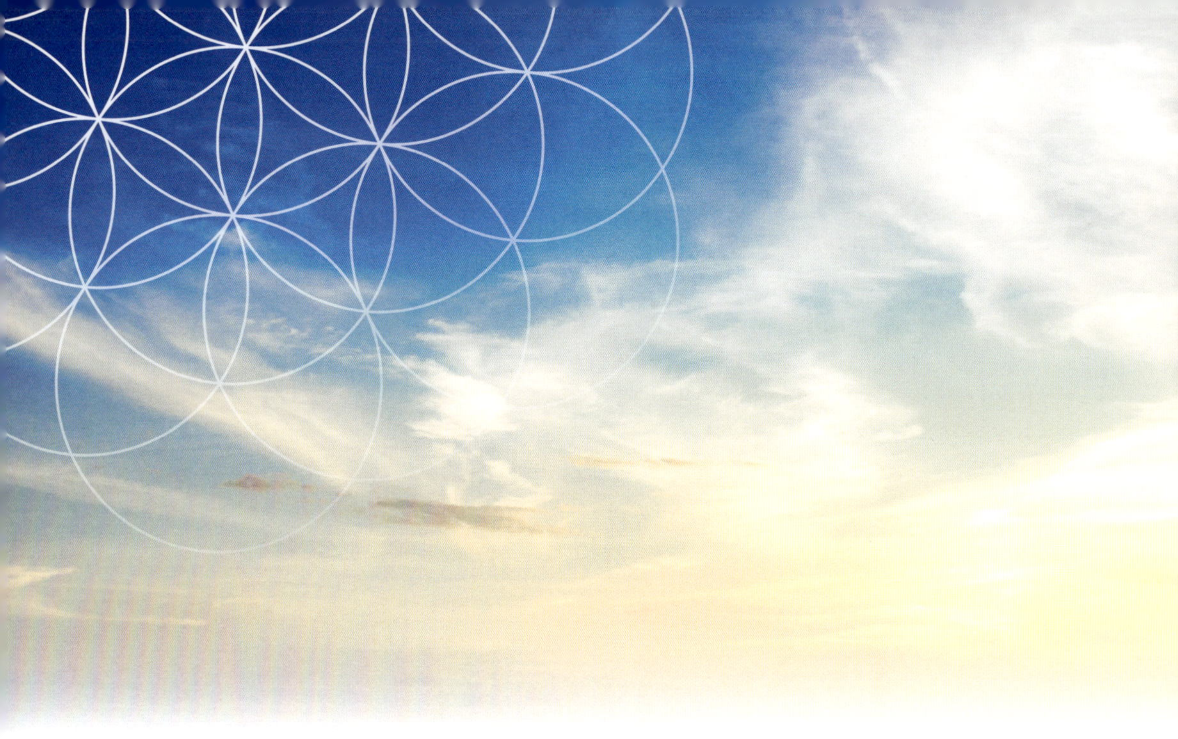

»Achte auf deine Gedanken, denn sie werden zu Worten.
Achte auf deine Worte, denn sie werden zu Handlungen.
Achte auf deine Handlungen, denn sie werden zu Gewohnheiten.
Achte auf deine Gewohnheiten, denn sie werden dein Charakter.
Achte auf deinen Charakter, denn er wird dein Schicksal.«
Unbekannte Quelle

Jeder Mensch hat das Potenzial, sich bestmöglich zu entwickeln. Dazu braucht es Erfahrungen – nicht nur die schönen, gerade am Auf und Ab können wir reifen. Das Leben ist eine Arena, in der mutige Kämpfer Erfahrungen sammeln. Der Kapitän lernt im Wasser schwimmen und nicht auf dem Trockendock. Ein Quäntchen Praxis ist mehr wert als tonnenweise Theorie.

Was machen wir, wenn wir in unserer Lebenssituation feststecken? Wie lösen wir unser Problem? Nehmen wir ein Beispiel aus dem Alltag: Was machen wir, wenn unser Auto stehen geblieben ist und sich nicht mehr bewegen lässt? Wir fangen bei der naheliegendsten Möglichkeit an: Zuerst versuchen wir, den Motor in Gang zu bringen. Wenn das nicht wirkt, hilft der Beifahrer anschieben. Wenn das auch nicht funktioniert, überlegen wir weiter, woran es noch liegen könnte – wir öffnen die Motorhaube und schauen nach, was da los ist. Vielleicht kommt auch unverhofft jemand vorbei, der seine Hilfe anbietet. Und wenn alle Stricke reißen, können wir einen Fachmann anrufen.

Was möchten Sie? Was ist Ihnen wichtig? Welches Ziel haben Sie vor Augen? Das Chaos-Prinzip besagt, dass im Chaos, also da, wo eine geordnete Struktur zusammenbricht, bereits die Kraft zur Neuordnung angelegt ist. Dieses Phänomen ist aus der Physik bekannt. Die Redewendung »wie ein Phönix aus der Asche« drückt im Grunde etwas Ähnliches aus. Das Alte ist zu Asche geworden, aber es erhebt sich etwas Neues daraus empor: der mythische Vogel Phönix, ein kraftvolles Geschöpf mit Flügeln. Ein weiteres Sprichwort lautet: »Zusammenbruch schafft Durchbruch.«

Ein Ziel zu haben, ist eine große Antriebskraft für den Menschen. Wir werden automatisch veranlasst, unsere Potenziale einzusetzen. Wir sind gefordert, auf unsere Stärken zu vertrauen und unsere Ressourcen und Kräfte einzusetzen. Jeden Schritt in Richtung Ziel empfinden wir als notwendig und sinnvoll. Wir bekommen tatsächlich Kraft und Aufschwung durch das Tun. Auch Hinfallen gehört dazu – aber wir können auch wieder aufstehen. Nur jetzt ist die Zeit, neu anzufangen. Die Energieschlüssel können Ihnen dabei helfen und Sie begleiten, denn sie behandeln die Themen »Power und Gelassenheit«, »Energieauftanken«, »Liebe und Selbstliebe«, »Energiefluss und mentale Stärke«, »Körperweisheit«, »Loslassen und Kraft aus dem Inneren« und »Entwicklung der Spirit-Power«.

Sie können sich einzelne Aspekte herausnehmen, die Ihnen gerade besonders helfen. Geben Sie sich Zeit: Wir können nicht von heute auf morgen alles umsetzen, was wir möchten. Eine Erkenntnis aus der Hirnforschung besagt: Erst, was man vier Wochen lang macht, wird zu einer Gewohnheit. Wenn das Bewusstsein eine bestimmte Idee akzeptiert, beginnt sie, zu wirken. Neue Gewohnheiten brauchen Unterstützung. Hier folgen ein paar Anregungen zu verschiedenen Themen unseres Alltags.

Zeitmanagement:

Setzen Sie Prioritäten. Was ist wichtig, was muss zuerst getan werden? Was kommt danach Wichtiges? Wie können Sie Dinge effektiv und zeitsparend erledigen? Halten Sie es simpel und einfach, ist die Devise. Können Dinge weggelassen werden, die zu viel Zeit kosten, oder gibt es einen Weg, sie zu vereinfachen? Bleiben noch Zeit und Energie für neue Vorhaben? Am Wochenende oder im Urlaub haben Sie vielleicht eher Zeit und Muße, sich Neuem zu widmen. Im Alltag will das dann verankert werden. Manchmal wird auch eine Auszeit, etwa durch eine Krankheit oder den Verlust der Arbeit, plötzlich zu einer Gelegenheit, mehr Zeit für sich und seine Bedürfnisse zu haben.

Gib jedem seine Zeit, dann hast auch du deine Zeit. Menschen, die uns am Herzen liegen, zum Beispiel Familienmitglieder oder nahe Freunde, sollten wir das auch spüren lassen. Es zählt jedoch nicht immer die Quantität der Zeit, die wir mit dem anderen verbringen. Manchmal reichen auch kürzere Momente, in denen wir Nähe und Wärme austauschen und den anderen wissen lassen, dass er uns etwas bedeutet.

Ernährung:
Grundsätzlich gilt eine vollwertige Ernährung mit wenig Fleisch, Fisch, Eiern und Milchprodukten als förderlich für die Gesundheit. Unter dem Begriff »vollwertig« versteht man, dass frische, unbehandelte Nahrungsmittel wie Gemüse, Obst, Nüsse, aber auch Vollkornprodukte und Hülsenfrüchte bevorzugt werden.
Ich selbst lebe seit vielen Jahren vegetarisch. Allerdings habe auch ich meine Entwicklung gemacht. In dem Bedürfnis, gesund zu kochen, habe ich eine Zeit lang mit Körnern und Rohkost übertrieben – bis mein Mann eines Tages bei Tisch sagte: »Wenn man so etwas im Gefängnis servieren würde, gäbe es sofort einen Aufstand.« Ich habe dazugelernt: Gesundes Essen darf auch gut schmecken. Ich finde, es gibt heutzutage eine große Auswahl an vegetarischen Möglichkeiten. Besonders in Bioläden kann man sich wunderbar inspirieren lassen.

Fitness:
Möchten Sie mehr für Ihre körperliche Gesundheit tun? Planen Sie regelmäßig ein paar Körperübungen in Ihren Alltag ein. Auch ein täglicher Spaziergang dient dem Wohlbefinden. Den könnten Sie zum Beispiel mit einem Einkauf oder dem Weg zur und von der Arbeit verbinden. Wenn Sie den Fußweg genießen, dann dient er zusätzlich der Entschleunigung. Der Waldspaziergang an einem freien Tag ist dann natürlich ein Highlight.

Stressverminderung:
Zum Thema »Stress« habe ich unlängst von Professor Dr. med. Andreas Michalsen von der Berliner Charité in einem Vortrag neue Erkenntnisse gehört. Einfache Arbeiten, ohne viel nachzudenken, bereiten keinen Stress. Aber auch intensive Arbeit verursacht keinen Stress, wenn man sie sich selbst ausgesucht hat und selbst darüber entscheiden kann. Entscheidend

ist auch, dass die Tätigkeit sinngebend ist, man weiß, wofür man etwas tut. Eine stressige Situation immer wieder zu durchdenken oder etwas nicht verarbeiten zu können, verursacht wiederkehrenden Stress. Besonders gefährdet sind Menschen, die permanenten Stress ohne Unterbrechung haben und keinen längeren Urlaub machen. Unser System benötigt nach Phasen der Anstrengung und Erschöpfung Phasen der Erholung. Das geschieht zum Beispiel beim Schlafen, durch Meditieren oder auch bei Tätigkeiten, die uns entspannen lassen. In der Entspannung und Ruhe können unsere Selbstheilungsmechanismen wieder wirken.

Geistig-seelischer Bereich:
Uns allen ist bewusst, dass wir nicht ewig auf dieser Welt leben. Was bedeutet das für uns? Wenn es eine höhere Wahrheit gibt, die in uns lebt, welchen Einfluss hat sie auf unser Leben? Lesen wir Biografien von Menschen, die etwas Herausragendes leisteten, so setzten sie sich fast immer in der einen oder anderen Form auch mit dieser höheren Wahrheit auseinander. Vielleicht gab gerade das ihnen die Kraft, die Zuversicht und die Inspiration für ihr Handeln: In dem Wort »Inspiration« steckt das Wort »Spirit«, also »Geist«, was auch in dem Wort »Begeisterung« zu finden ist.
Auf unsere Haltung kommt es an, die innere und die äußere! Wenn wir die Weisheit unserer Seele mit in unser Leben hineinnehmen, so erweitern sich unser Potenzial, unsere Möglichkeiten und Herausforderungen beträchtlich. Dabei können uns Meditation, Vorträge und Gespräche unterstützen.

Zum Schluss möchte ich eine Geschichte aus der Erinnerung wiedergeben, aus dem Buch von Paulo Coelho »Der Alchimist«, das in den Neunzigerjahren für viele ein Kultbuch war.

Ein junger Mann verlässt sein Zuhause, um sein Glück und seine Bestimmung zu finden. Er hat von einem wunderbaren Schatz gehört und von einer Schatzkarte, die zu ihm führen soll. Auf seiner abenteuerlichen Suche nach der Karte hat er viele Prüfungen zu bestehen, auch ist ihm die Trennung von seiner großen Liebe auferlegt. Er kommt in eine schier unüberwindbare Situation, in der sein Leben auf dem Spiel steht. Allein, auf sich selbst gestellt, öffnet er sich der Kraft, die in ihm selbst liegt. Endlich findet er die Schatzkarte. Der Weg führt an einen Ort, der ihm sehr vertraut ist: Es ist der Ort, von dem er einst aufgebrochen war. Auf der Suche nach Glück war er seiner Bestimmung gefolgt. Die Prüfungen auf dem Weg ließen ihn seine innere Kraft erfahren, und er kehrte zurück in der Fülle seiner Potenziale.

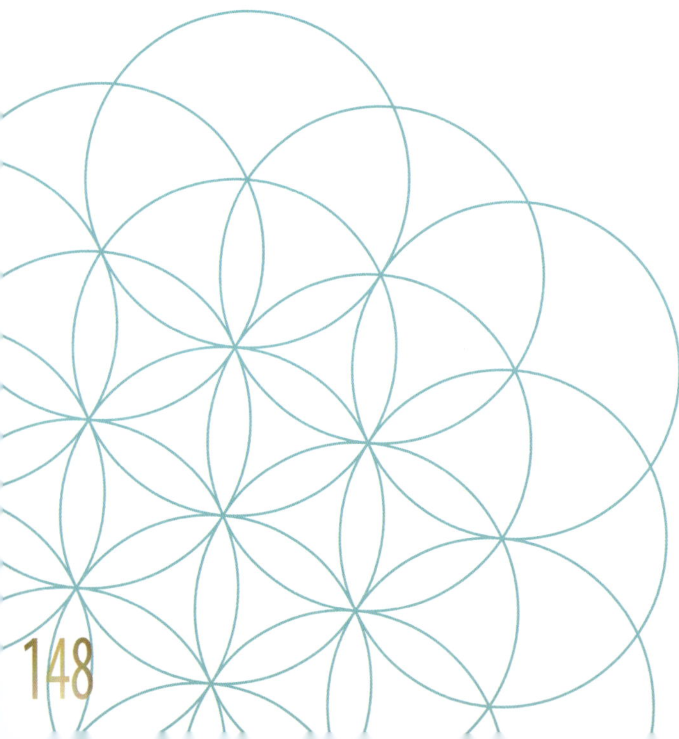

Mut zum eigenen POTENZIAL

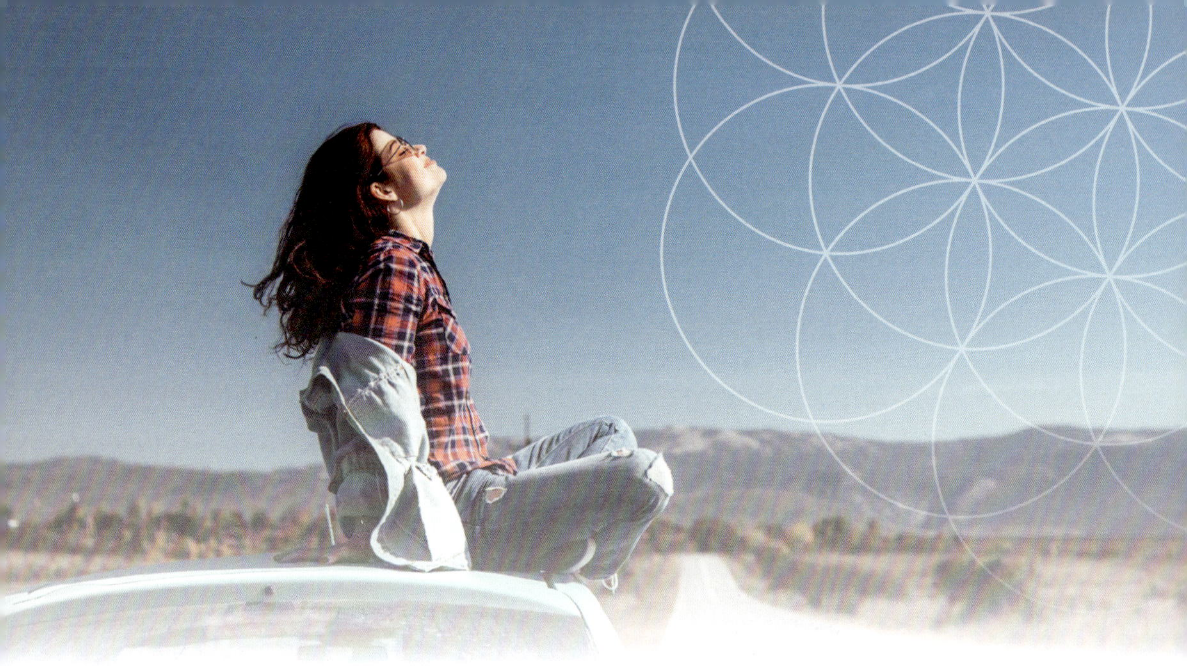

»Am Ende des Lebens stellt sich die Frage:
Was hast du aus deinem Leben gemacht?
Was du dann wünschst, getan zu haben, das tue jetzt.«
Erasmus von Rotterdam

Was wollten Sie immer schon machen? Was würden Sie sich wünschen, wenn Sie die freie Wahl hätten? Was möchten Sie unbedingt noch erledigen, bevor Sie sterben? Was möchten Sie wirklich? Was ist Ihr Ziel? Jede dieser Fragen zeigt Ihnen Ihre Einzigartigkeit, denn jeder beantwortet sie anders. Jeder Mensch hat seine ganz eigenen Träume, Wünsche und Ziele.

Als mir vor Jahren die Frage gestellt wurde, was mir im Leben wichtig sei, wusste ich nicht, was ich sagen sollte. Das war in einem Seminar mit dem Thema »Selbstbestimmung, Authentizität und Führungsqualitäten«. In diesem Seminar gab es ungefähr hundertfünfzig Teilnehmer, die alle durchweg recht selbstbewusst erschienen. Alle Teilnehmer sollten einzeln nach vorn kommen und vor allen anderen sagen, was ihnen in ihrem Leben wichtig ist, wofür sie einstehen und was sie verwirklichen möchten. Ich wusste nicht, was ich Eindrucksvolles sagen sollte. Nichts erschien mir besonders vorzeigbar. Die Aufgabe war so gestellt, dass wir erst am nächsten Tag unser Statement abgeben sollten – ich hatte also eine Nacht Zeit zum Überdenken.
Doch ich wusste auch am nächsten Morgen nicht, was ich sagen sollte. Während ich mich anzog, kam mit einem Mal ganz klar ein Gedanke: »Pah, was mir wirklich wichtig ist, das sage ich denen sowieso nicht.« Aha! Wie ein Detektiv, der eine Spur gefunden hat, fragte ich sofort in mich selbst hinein: »Was ist dir denn wichtig?« Ohne nachzudenken, kam es der Rei-

he nach: »Meine Familie, dass wir existieren können, dass ich mich spirituell und mit meinen Anlagen weiterentwickeln kann und dass ich auch für andere etwas beitragen kann.« Das war es! Das war mir wichtig, machte mir Freude, das gab mir Auftrieb und ein Gefühl der Sinnhaftigkeit. Gewusst hatte ich das eigentlich schon, aber ich brauchte diesen Anstoß, um mir klar zu werden, was mich innerlich antreibt. Damals beschloss ich, mich nicht mehr zu verleugnen. Ich wollte für das stehen, was ich bin.

Nehmen Sie sich etwas Zeit, reflektieren Sie über die folgenden Lebensbereiche, und fragen Sie sich überall, ob Ihnen noch etwas fehlt, ob Sie noch etwas brauchen, um in diesen Bereichen glücklich und zufrieden zu sein:

Persönlicher Bereich:
Wie fühle ich mich? Bin ich zufrieden mit mir? Bin ich zufrieden mit meinem Umfeld? Habe ich Selbstvertrauen und liebe ich mich selbst?

Zwischenmenschlicher Bereich:
Bin ich zufrieden, wenn ich an meine Partnerschaft, meine Familie, meine Freunde und die Liebe denke?

Gesundheitlicher Bereich:
Wie geht es mir gesundheitlich? Bin ich körperlich und geistig gesund? Wie geht es meinem Energiehaushalt? Wo habe ich gesundheitliche Probleme?

Finanzieller Bereich:
Sind meine Grundbedürfnisse – Essen, Wohnen, Kleidung und Ähnliches – erfüllt? Bin ich zufrieden mit dem, was ich besitze? Ist mir finanzieller Freiraum wichtig, ist er nötig?

Beruflicher Bereich:
Bin ich zufrieden mit meiner Arbeit, meinem Verdienst, meinen Vorgesetzten und meinen Kollegen? Komme ich gut mit Druck, Stress und Veränderungen zurecht? Komme ich mit der Verantwortung, die ich trage, klar? Habe ich genug Gestaltungsspielraum, um mich zu entfalten?

Geistig-seelischer Bereich:
Was gibt mir einen Sinn im Leben? Mache ich mir überhaupt Gedanken über den tieferen Sinn meines Lebens? Kenne ich meine seelischen Bedürfnisse? Oder bin ich dafür zu beschäftigt? Habe ich das Bedürfnis, etwas Sinnvolles für andere zu tun?

Bitte nehmen Sie sich für jede Frage genügend Zeit. Sie müssen nicht sofort auf alle eine Antwort haben. Sie können sich eine Frage, die Sie besonders anspricht, für mehrere Stunden oder einen Tag vornehmen. Oder Sie schlafen eine Nacht darüber. Warten Sie, bis eine Antwort kommt, von der Sie sich berührt fühlen. Werten Sie diese bitte nicht mit gut oder schlecht – das ist oft der kritische Verstand, der alles gleich beurteilen will. Scheuen Sie sich nicht, sich Ihre tieferen Beweggründe einzugestehen. Diese sind es, die, bewusst oder unbewusst, eine dynamische Kraft besitzen.

Schauen Sie sich hauptsächlich die Bereiche an, die Sie besonders betreffen, und machen Sie sich Notizen. Achten Sie dabei auch auf Ihre Gefühle, Gedanken und Impulse. Unsere Körpersprache gibt manchmal nützliche Hinweise. Verspüren Sie zum Beispiel ein Kribbeln oder ein warmes Gefühl in der Magengegend, ein wohliges Gefühl im Herzen? Vielleicht spüren Sie bei manchen Themen besondere Wachheit, Auftrieb oder Freude. Das sind bejahende Hinweise. Manchmal verkrampft sich der Magen, es tut etwas im Herzen weh, oder Gefühle von Widerstand, Schwäche oder Hilflosigkeit kommen auf. Erspüren, entwickeln und formulieren Sie aus diesen Hinweisen und Reaktionen, was Ihnen wichtig ist, was Sie wirklich wollen. Geben Sie sich die Zeit, die Sie brauchen, um Klarheit in sich zu finden. Nehmen Sie bei Bedarf auch die Energieschlüssel zu Hilfe. Sortieren Sie dann Ihre Antworten nach ihrer Wichtigkeit/Dringlichkeit.

Wenn Sie herausgefunden haben, was Sie wirklich wollen, stellen sich die nächsten Fragen: Was brauchen Sie, um das zu verwirklichen? Was kann Sie unterstützen? Hier ein paar Beispiele: Ist es ein beratendes Gespräch, mehr Kontakt zu bestimmten Personen, mehr Liebe, mehr Selbstliebe, mehr Energie, mehr Zeit, mehr Mut, mehr Geduld, ein Sieg über den inneren Schweinehund, finanzielle Unterstützung, mehr Entlastung von Verantwortung, ist es Training, eine besondere Schulung, mehr Ruhe und Meditation, eine gesundheitliche Maßnahme, eine Therapie, eine Änderung der eigenen Einstellung? Machen Sie sich auch hier Notizen.

Wir müssen nicht immer gleich die ganz großen Themen auf einmal angehen oder das gesamte Leben von heute auf morgen umkrempeln. Zu viele Baustellen können uns überfordern. Manchmal reicht schon eine kleine Veränderung, die weitreichende Folgen nach sich zieht: ein aufrichtiger Wunsch, eine Sehnsucht im Herzen, ein Rufen nach Veränderung. Das sind dynamische Kräfte. Wenn wir erkannt haben, was wir wollen oder gern hätten, werden wir nach Wegen suchen, um unsere Wünsche und Ziele auch umzusetzen. Und das Leben kommt uns dabei entgegen.

Jeder Weg beginnt mit dem ersten Schritt.

Ich freue mich, dass Sie mir bis hierhin gefolgt sind. Vielleicht haben Sie sich von der einen oder anderen Aussage inspirieren lassen. Vielleicht kann Sie die eine oder andere Haltung unterstützen und Ihnen Anregungen geben. Das würde mich sehr freuen. Denn Sie sind das eigentlich Wichtige an diesem Buch.
Was Sie tun müssen, ist das, was immer nötig ist, wenn Sie etwas Neues lernen möchten: Sie müssen die neuen Erkenntnisse im Alltag ausprobieren, die Übungen regelmäßig machen und eine gewisse Ausdauer an den Tag legen. Und irgendwann können Sie es. Johann Wolfgang von Goethe sagte: »Sobald der Geist auf ein Ziel gerichtet ist, kommt ihm vieles entgegen.«

Danksagung

Mein besonderer Dank gilt:

Sant Rajinder Singh Ji Maharaj für das Nahebringen und Erfahren der uralten Weisheiten. Michael Schickerling für die erfahrene Begleitung und verlässliche Stütze durch das gesamte Projekt. Sabine Hatzfeld für ihre feinfühlige lektorische Begleitung durch den gesamten Buchprozess. Michael Wolf, meinem Mann, für seine Liebe und Unterstützung. Herzlichen Dank an den Schirner Verlag und seinem ganzen Team für die großzügige Förderung, Umsetzung und Gestaltung dieses Buches.

Über die Autorin

Wilma E. Wolf ist Heilpraktikerin, ausgebildet in TCM und verbindet moderne und traditionelle Therapieformen mit langjähriger Erfahrung in der Meditation. Sie bildete sich in Fußreflexzonenmassage, Manueller Lymphdrainage, Schröpfmassage, Psycho-Kinesiologie und zum Hypnose-Practioner (Institut für NLP und Hypnose) fort und leitet ein kleines Therapie- und Meditationszentrum in München. Sie hält Vorträge und Seminare zu gesundheitlichen und spirituellen Themen.

www.naturheilpraxis-wilma-wolf.de

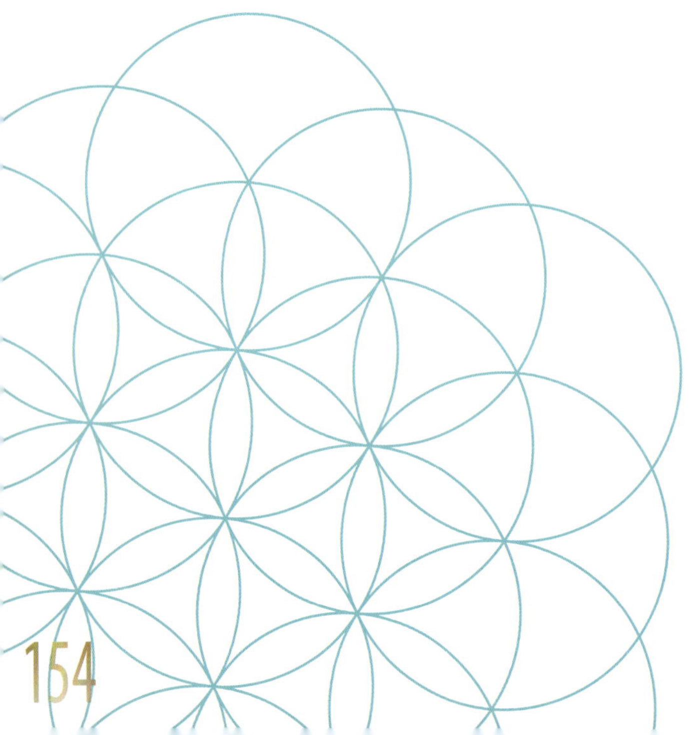

Literaturverzeichnis

Gordon, Thomas: Familienkonferenz. Die Lösung von Konflikten zwischen Eltern und Kind. Heyne Verlag 2012.

Levine, Peter A.: Trauma-Heilung. Das Erwachen des Tigers. Unsere Fähigkeit, traumatische Erlebnisse zu transformieren. Synthesis Verlag 1999.

Michalsen, Prof. Dr. Andreas: Heilen mit der Kraft der Natur. Meine Erfahrung aus Praxis und Forschung – Was wirklich hilft. Insel Verlag 2017.

Michalsen, Prof. Dr. Andreas: Mit Ernährung heilen. Besser essen – einfach fasten – länger leben. Neustes Wissen aus Forschung und Praxis. Insel Verlag 2019.

Sanders, Lea: Die Farben deiner Aura. Wie wir lernen können, unsere Aura und unsere Chakren zu sehen, um uns besser zu verstehen. Goldmann Verlag 1999.

Sharamon, Shalila: Das Chakra-Handbuch. Vom grundlegenden Verständnis zur praktischen Anwendung. Windpferd Verlag 2007.

Singh, Rajinder: Die Weisheit der erwachten Seele. Durch Meditation die unbegrenzte Kraft der Seele entdecken. Urania Verlag 2010.

Singh, Rajinder: Heilende Meditation. Der Weg zum inneren und äußeren Frieden. Urania-Verlags-AG, 2003.

Von Jankovich, Stefan: Ich war klinisch tot. Der Tod – Mein schönstes Erlebnis. 2. Auflage. Drei Eichen Verlag 1985.

Weitere Übungen für Körper und Bewusstsein

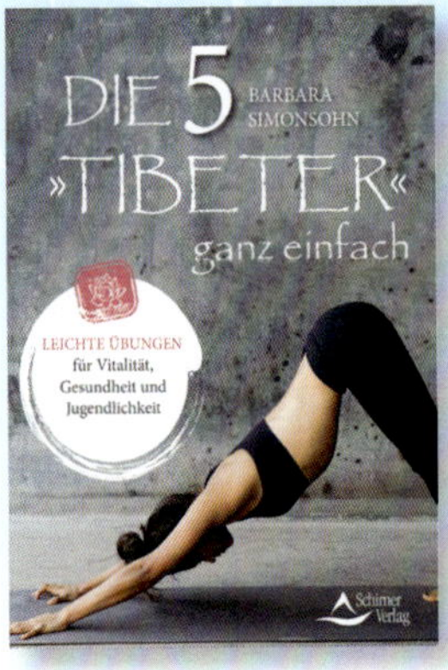

Barbara Simonsohn
Die Fünf »Tibeter« ganz einfach
Leichte Übungen für Vitalität,
Gesundheit und Jugendlichkeit
168 Seiten
ISBN 978-3-8434-1422-7

Energie und Lebensfreude, körperlicher Elan und geistige Beweglichkeit, Ausstrahlung und spirituelle Entfaltung – all das können Sie erreichen, indem Sie wenige Minuten täglich die Fünf »Tibeter« ausführen. Seit Jahrhunderten praktizieren Mönche in Tibet diese Abfolge von fünf leichten Körperübungen und bleiben dadurch bis ins hohe Alter jugendlich. Barbara Simonsohn stellt die Techniken und die jeweiligen Wirkungen auf Körper, Seele und Geist vor.

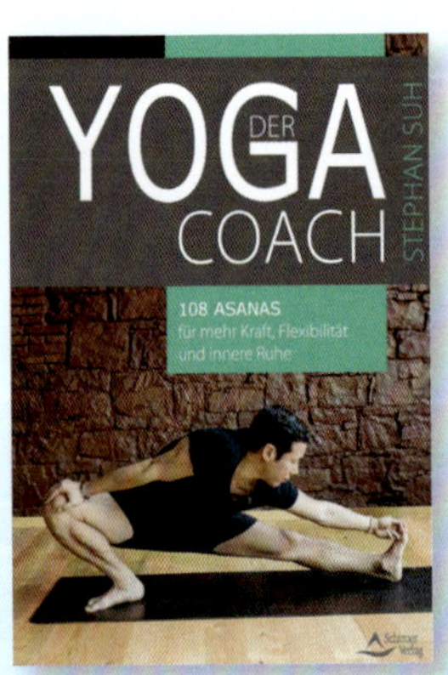

Stephan Suh
Der Yoga-Coach
108 Asanas für dehr Kraft,
Flexibilität und innere Ruhe
288 Seiten
ISBN 978-3-8434-1327-5

Möchtest du deine innere Ruhe wiederfinden, deinen Körper umfassend kräftigen und deine Beweglichkeit optimieren? Ob Sportmuffel, Workaholic oder Leistungssportler – dem »Yoga-Coach« gelingt es, wirklich allen die Freude an Bewegung zu vermitteln. In jeder der 108 Asanas findest du aus drei Schwierigkeitsleveln die idealen Übungen für dein individuelles Yoga-Programm.

Danke für deine REZENSION

– Gemeinsam sind wir mehr –

Liebe Leserin, lieber Leser,

von Herzen danken wir dir, dass du dieses Buch in den Händen hältst und es bis zum Ende gelesen hast. Das bedeutet uns, dem Schirner Verlag und seinen Autoren, sehr viel. Aus voller Überzeugung und mit Hingabe widmen wir uns seit vielen Jahren Themen, die unser aller Lebensqualität und Bewusstwerdung dienlich sind, und hoffen, einen Beitrag für eine lichtvollere Welt leisten zu können. Wenn dir unsere Arbeit gefällt, möchten wir dich bitten, dir einige Minuten Zeit zu nehmen, um dieses Buch zu rezensieren. Warum? Die meisten Menschen lesen Rezensionen, bevor sie ein Buch kaufen, da sie hierdurch einen Eindruck bekommen, ob und wie der Inhalt des Buches den Leser erreicht hat. Eine kurze Rezension ist dabei ebenso hilfreich wie eine lange, sehr ausführliche. Um es auf den Punkt zu bringen:

Eine Rezension ist heutzutage die beste Werbung für ein Autorenwerk!

Wenn du den Schirner Verlag und seine Autoren neben dem Buchkauf auch anderweitig unterstützen willst, dann bitten wir dich: Schreibe für jedes Werk eine Rezension – vielleicht als persönliche Leseempfehlung für die Buchhandlung in deiner Nähe oder online, z. B. beim Schirner Verlag. Das wäre nicht nur eine Wertschätzung für die Autoren, sondern kann dazu beitragen, dass die Verkaufszahlen steigen und der Schirner Verlag auch in herausfordernden Zeiten Bestand hat.

WIE SCHREIBT MAN EINE REZENSION?

Grundsätzlich sollte eine Rezension aus der eigenen, subjektiven Sicht geschrieben werden, da es sich um eine persönliche Meinung handelt. Du kannst in zwei Sätzen deine Gefühle zu dem Buch äußern oder eine längere Rezension verfassen. Falls du nicht weißt, wie du beginnen sollst, hier ein paar Anregungen:

- War das Buch leicht verständlich geschrieben? Wie hat dir die Sprache gefallen? Wie war die Aufteilung zu den verschiedenen Themen?
- War es unterhaltsam? War es deiner Meinung nach mit Herzblut und Liebe geschrieben? Wie hat es auf dich gewirkt?
- Hat es dein Herz berührt? Konntest du dich wiederfinden?
- War es tief greifend genug? Hast du viel Neues gelernt?
- Hat es gehalten, was der Titel und die Buchbeschreibung versprochen haben? Hat es deine Erwartungen erfüllt?
- Was macht das Buch besonders? Warum sticht es heraus im Vergleich zu anderen Büchern, die ein ähnliches Thema behandeln?
- Würdest du das Buch weiterempfehlen oder verschenken?

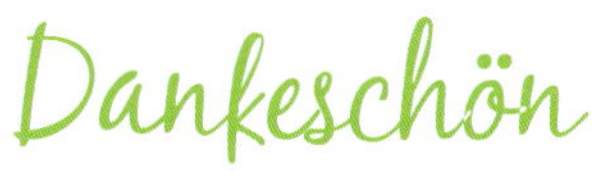

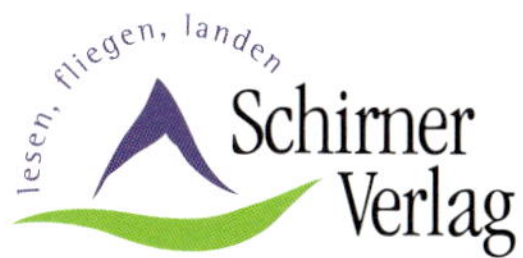

Bildnachweis

Bilder von der Bilddatenbank shutterstock.com:

Schmuckelemente auf allen Seiten:
Blume des Lebens: #144072169 (© Peter Hermes Furian), Mandala-Ornament: #334094741 (© An Vino), Chakrasymbole :#193656413 (© Sonya illustration)

Weitere Bilder:
S. 13: #1034216929 (© RealityImages), S. 21: #1313988452 (© Photostravellers), S. 29: #1046803804 (© C. Welman), S. 30: #601341215 (© TNShutter), S. 38: #624832211 (© Elena Schweitzer), S. 40: #112014293 (© Nicram Sabod), S. 53: #275490581 (© zhu difeng), S. 61: #384331075 (© Authentic travel), S. 63: #416383003 (© Funny Solution Studio), S. 73: #139912756 (© taviphoto), S. 75: #566330083 (© DigitalPen), S. 77: #772794412 (© Fabio Lamanna), S. 85: #83663062 (© foxaon1987), S. 90: #1029171697 (© LedyX), S. 93: #1179701791 (© Andrey_Popov), S. 96: #270459731 (© frankie's), S. 99: #1125734738 (© KieferPix), S. 103: #131484164 (© Aleshyn_Andrei), S. 106: #380603521 (© K2 PhotoStudio), S. 110: #225967027 (© Alena Ozerova), S. 116: Chakra #193656413 (© Sonya illustration), S. 120: Chakra #xx (© Sonya illustration), S. 122: #751607893 (© Halfpoint), S. 124: Chakra #193656413 (© Sonya illustration), S. 130: Chakra #193656413 (© Sonya illustration), S. 133: Chakra #193656413 (© Sonya illustration), S. 135: #133990751 (© Romolo Tavani), S. 136: Chakra #193656413 (© Sonya illustration), S. 139: #475421278 (© Duet PandG), S. 140: Chakra #193656413 (© Sonya illustration), S. 144, 146-147: #533490517 (© Bellchalerm), S. 150: #730447429 (© Alena Ozerova)

Übungsbilder © Gregor Soller